- „Coenzym Q_{10} ist eine der wichtigsten Entdeckungen der Ernährungswissenschaften in den letzten Jahrzehnten. Coenzym Q_{10} gibt dem Herzen seine natürliche Vitalität zurück."

  Linus Pauling, Nobelpreisträger, Vitaminforscher und Begründer der Orthomolekularen Medizin

- „Q_{10} ist wichtig für die Energiegewinnung in den Zellen, für einen normalen Herzschlag, für einen gesunden Blutdruck und für durchgängige Arterien ohne Plaques."

  Barbara Simonsohn in Natur & Heilen 8/2009

- „Gleichzeitig stellt Q_{10} eines der effektivsten Antioxidantien überhaupt dar, das man bislang gefunden hat."

  Norbert Messing in Natur & Heilen 3/2005

Dr. Anja Schemionek:
Coenzym Q10 – Energie und Schutz
für Herz, Haut und Gehirn
Lektorat: Agentur Spu.K, Bonn

Projektleitung: Susann Obermeier
Gestaltungskonzept, Umschlaggestaltung, Innenlayout: KleiDesign
Fotos und Abbildungen:
siehe Bildverzeichnis
Druck & Verarbeitung:
media-print, Paderborn

www.lebensbaum-verlag.de

Bibliografische Information der Deutschen Nationalbibliothek
Die Deutsche Nationalbibliothek verzeichnet diese
Publikation in der Deutschen Nationalbibliografie;
detaillierte bibliografische Daten sind im Internet
über http://dnb.d-nb.de abrufbar.

1. Auflage - 2010

ISBN 978-3-928430-53-1

Dr. Anja Schemionek

Coenzym Q10

Energie und Schutz für Herz,
Haut und Gehirn

Lebensbaum Verlag

Dr. Anja Schemionek ist Diplom-Biologin und Wissenschaftsredakteurin. Sie arbeitet als freie Autorin, Dozentin und Lektorin vor allem im Themenkreis Gesundheit. Aus persönlicher Überzeugung widmet sie sich ganz besonders den ganzheitlichen und natürlichen Heilmethoden.

Inhalt

Ein wichtiger Hinweis für unsere Leserinnen und Leser:

Bei der Erstellung dieses Buches haben der Verlag und die Autorin intensiv recherchiert und darauf geachtet, dass die genutzten Quellen aktuell und seriös waren. Da die Wissenschaft in ständiger Weiterentwicklung ist, können die in diesem Buch dargestellten Erkenntnisse natürlicherweise nur den Wissensstand zum Recherchezeitpunkt abbilden.

Weiterhin sind alle Angaben im Buch als Informationen und Anregungen zur Unterstützung der Gesundheit zu verstehen. Weder die Autorin noch der Verlag können Angaben machen, die eine Beratung oder Behandlung durch Ärzte oder Heilpraktiker ersetzen. Wenn sich aus der praktischen Umsetzung der in diesem Buch vorgestellten Informationen etwaige Probleme oder Schäden ergeben, können Verlag und Autorin keinerlei Haftung dafür übernehmen. Jede Leserin und jeder Leser sollte in eigener Verantwortung entscheiden, wie mit den Informationen dieser Publikation umzugehen ist.

Nehmen Sie die Warnungen und Hinweise im Text ernst. Sprechen Sie, insbesondere wenn Sie erkrankt sind, mit Ihren Therapeuten über die Anwendung von Coenzym Q10 und die hier dargestellten wissenschaftlichen Erkenntnisse.

Coenzym Q10 – ein ganz besonderer Stoff stellt sich vor

1

Gehört hat ihn wohl jeder schon einmal, den Namen Coenzym Q10. Als Nahrungsergänzungsmittel gibt es diesen Stoff und sehr häufig als Zutat in Cremes und anderen Kosmetika. Q10 wird als „Jungbrunnen" gepriesen, als „potentes Anti-Aging-Mittel", als „Herzwunder" und was die Werbung sich sonst noch alles an schönen Worten einfallen lässt, um die Verkaufszahlen in die Höhe schnellen zu lassen. Da ist Vorsicht geboten, wird sich mancher denken, denn wenn etwas so blumig beworben wird, kann das dann überhaupt gut sein? Ja, es kann!

So berechtigt wie diese Frage leider manchmal ist, so sicher kann man sie im Falle des Coenzyms Q10 eindeutig beantworten: Ja, Coenzym Q10 hat es wirklich richtig in sich! Mit Q10 wird etwas sehr Wertvolles zu Recht gerühmt, und das nicht nur von der Werbung. Mediziner und Wissenschaftler beschäftigen sich schon sehr lange und intensiv mit diesem Stoff und haben Erstaunliches herausgefunden. Darüber wird dieses Buch ausführlich berichten. Doch zuerst einmal soll geklärt werden, was Coenzym Q10 eigentlich ist.

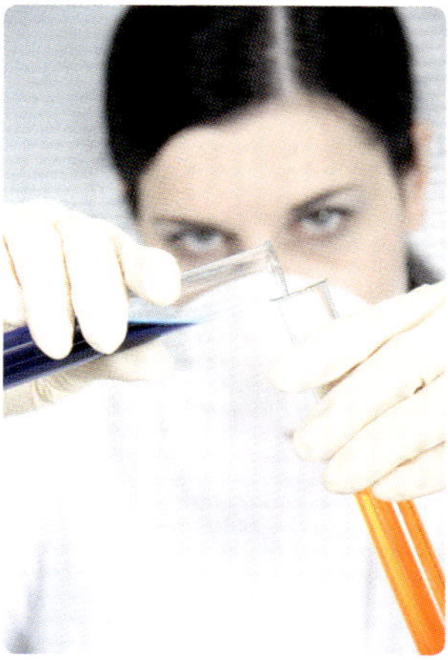

Was sind Enzyme?

Enzyme sind lebensnotwendige Eiweißstoffe (Proteine). Sie sind hoch spezialisierte Werkzeuge im Stoffwechsel des Körpers und zum Beispiel beim Aufbau von Zellen oder Organen, bei der Reparatur von Verletzungen, bei der Energiegewinnung, bei der Entgiftung von schädlichen Substanzen, bei der Verdauung und an vielen anderen Stellen mehr im Einsatz. Ohne Enzyme ist kein Leben möglich, denn durch sie werden biochemische Reaktionen im Organismus überhaupt erst möglich: Enzyme erleichtern den Ablauf von Stoffwechselprozessen und regulieren diese gleichzeitig.
Enzyme bestehen aus einer oder mehreren Proteinketten und manche brauchen für ihre Arbeit noch Hilfsstoffe, sogenannte Cofaktoren oder Coenzyme, andere Enzyme brauchen neben den Proteinketten noch Mineralstoffe, damit sie einsatzbereit sind.

Der Begriff Coenzym Q10 sagt schon einiges über die Substanz aus. So bedeutet Coenzym, dass die Substanz nicht allein wirksam ist, sondern dass sie als zusätzlicher (Co-)Faktor für ein Enzym benötigt wird. Erst wenn beide, Enzym und Coenzym, zusammentreffen, können sie ihre gemeinsame Aufgabe im Körper erfüllen. Beim Coenzym Q10 gibt es sogar mehrere Enzyme, mit denen es zusammenarbeitet.

Coenzym Q10 (manchmal kurz CoQ10 geschrieben) wird auch Ubichinon genannt. Denn diese Substanz wurde fast zeitgleich von zwei voneinander unabhängigen Forschergruppen entdeckt, und jede gab ihr einen Namen. Der zweite Teil des Begriffes Ubichinon (chinon) verweist auf die Stoffklasse, der das Coenzym Q10 angehört, nämlich den Chinonen. (Für alle, die etwas mehr über die Chinone und die Chemie des Moleküls Coenzym Q10 wissen wollen, gibt es einen Exkurs auf Seite 13f.). Der erste Teil des Namens enthält eine weitere wichtige Information: Ubi- leitet sich von der lateinischen Vokabel „ubique“ ab, das heißt „überall“. Denn Ubichinone sind überall anzutreffen: Alle Zellen von Pflanzen, Tieren und auch Menschen enthalten Ubichinone. Und die Ubichinone sind nicht irgendwelche Substanzen, auf die auch zwischenzeitlich mal verzichtet werden könnte, im Gegenteil: Die Moleküle stehen an einer sehr wichtigen und zentralen Stelle in den Zellen. Sie sitzen nämlich unter anderem in den Mitochondrien der Zellen. Das sind kleine Zellbestandteile (Wissenschaftler sagen Zellorganelle dazu), die die Zellen mit Energie versorgen. Daher werden die Mitochondrien auch gerne als die „Kraftwerke" der Zellen bezeichnet. Und jeder weiß, wie das mit der Energieversorgung ist: Ohne Energie läuft nichts. Wenn der Strom fehlt, gehen die Lampen aus und alle anderen elektrischen Geräte auch.

Ebenso ist es bei den Organen des Menschen, sie können nicht richtig funktionieren, wenn die Mitochondrien in den Zellen nicht genug Energie produzieren können. Genau das passiert jedoch leider, wenn den Zellen Coenzym Q10 fehlt: Energiemangel! Und das bekommt der Betroffene früher oder später zu spüren.

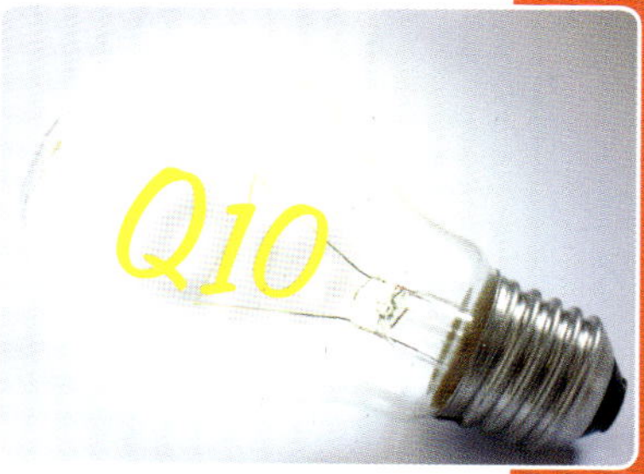

Exkurs

Was Q10 in den Mitochondrien macht

Wer früher Chemieunterricht hatte, der wird sich vielleicht noch an einen spektakulären Versuch erinnern: die Knallgasreaktion. Dabei werden Sauerstoff und Wasserstoff zu Wasser – begleitet von einem beeindruckenden, lauten Getöse. Heiß wird die Sache obendrein. Der Knall und die gestiegene Temperatur zeigen, dass bei dieser Reaktion sehr viel Energie frei wird. Jeder Chemiker, der einen solchen Versuch durchführt, geht damit sehr vorsichtig um und trägt Schutzkleidung, Schutzbrille und sogar Handschuhe. Denn die Fachleute wissen, wie viel Energie hinter dieser Knallgasreaktion steckt, nämlich etwa 1.300 Kilojoule, wenn nur hundert Milliliter Wasser entstehen. Das entspricht etwa einem Siebtel des gesamten Tagesbedarfes eines 65 Kilogramm schweren Menschen bei sitzender Tätigkeit!

Und genau diese reichlich Energie liefernde Reaktion läuft in den Mitochondrien ab. Allerdings darf sie dort weder einen Knall erzeugen noch die Temperatur erhöhen, denn das würde die lebenden Zellen unwiederbringlich zerstören. Daher hat sich in der Natur etwas ganz Großartiges entwickelt: In den Mitochondrien wird diese explosionsartige

Reaktion von Sauerstoff und Wasserstoff in mehrere kleine Schritte aufgeteilt. Jeder kleine Schritt liefert einen Teil der großen Energie, wird gespeichert und am Ende liegt die Energie sozusagen in „kleinen Paketen“ vor. Damit das alles gut funktionieren kann und die einzelnen Schritte richtig nacheinander ablaufen können, muss ein hohes Maß an Ordnung in den Mitochondrien herrschen, denn die Schritte sollen ja nacheinander ablaufen. Um das zu gewährleisten, finden all die notwendigen Stoffwechselreaktionen in Membranen statt. Das sind sehr dünne Häutchen, von denen in den Mitochondrien ganz viele aufgefaltet vorliegen. Darin stecken alle die Stoffe, die für den schrittweisen Energiegewinn notwendig sind. Ein Stoff davon ist das Coenzym Q10. Es sitzt in den Membranen drin, kann sich aber in dieser Membranschicht gut bewegen. Und das ist auch gut so, denn Q10 ist ein „Überträgermolekül“. Es bringt kleine, energiereiche Pakete (genau genommen sind es Elektronen, also klitzekleine, negativ geladene Teilchen) von der Stelle, an der sie entstanden sind, zu der Stelle, wo sie als Nächstes gebraucht werden. Und nun ist es ganz leicht zu verstehen: Ist zu wenig Q10 da, dann können nur wenige dieser Pakete weitertransportiert werden. Und der nächste Schritt der Energiegewinnung muss warten, bis endlich ein seltenes energiebeladenes Q10 vorbeikommt. Der gesamte Vorgang wird dadurch verlangsamt und die betroffenen Zellen leiden unter einem Energiemangel. Vergleichbar ist dies mit ganz normalen Paketen: Hat eine Transportfirma sehr viele Aufträge und zu wenig LKWs, so bleiben die Pakete einfach länger liegen, bis sie weitertransportiert werden können, letztendlich kommen sie also später beim Empfänger an.

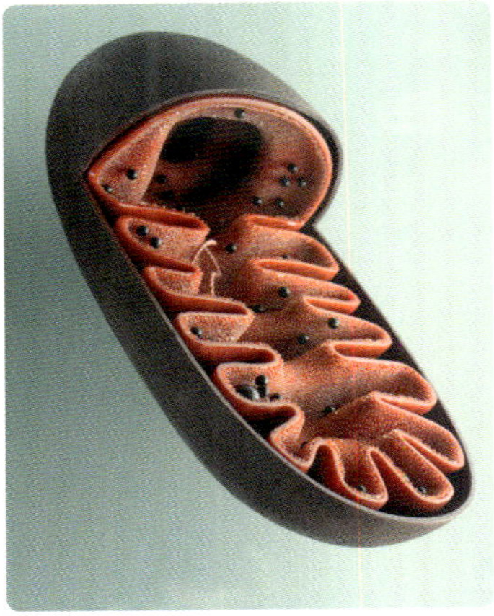

Mitochondrien haben in ihrem Innern viele Membranen, die sich sogar auffalten müssen, um genug Platz zu haben.

Da jede Zelle des Menschen Energie braucht, enthält jede auch Coenzym Q10. Und jede Zelle sollte genug davon haben, damit es keinen „Energiepaket-Stau" gibt und die Organe unter Energiemangel leiden müssen.

Das Gute ist, dass die Zellen das wichtige Coenzym Q10 selber produzieren können. Daher wird dieser Vitalstoff auch nicht zu den essenziellen Vitaminen gezählt, die der Körper über die Nahrung aufnehmen muss, weil er sie nicht selber herstellen kann. Allerdings gilt Coenzym Q10 als sogenanntes Vitaminoid, also als eine vitaminähnliche Substanz. Das kommt daher, dass der Körper theoretisch dazu in der Lage ist, Q10 zu bilden, in der Realität ist es aber so, dass vor allem mit fortscheitendem Alter eines Menschen seine Zellen das immer weniger tun. Mit steigendem Lebensalter genügt die Eigensynthese also nicht mehr, um eine ausreichende Versorgung mit dem wichtigen Energieüberträger Coenzym Q10 sicherzustellen. Wissenschaftler haben eindeutig nachgewiesen, dass der Coenzym-Q10-Gehalt in den Organen im Laufe des Lebens natürlicherweise abnimmt. Wenn man den Gehalt in den Organen Herz, Leber und Niere von Zwanzigjährigen mit denen von Vierzig- und Achtzigjährigen vergleicht, da kommt man schon ins Staunen über die verminderte Produktion, die sich da bei diesem lebensnotwendigen Stoff zeigt (siehe Abb.).

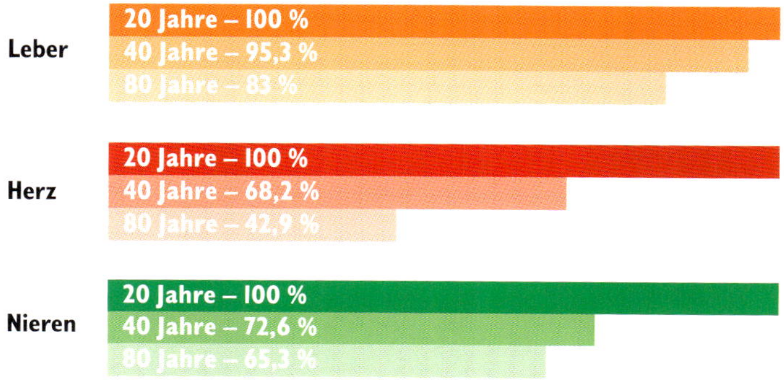

Die Coenzym-Q10-Gehalte in den Organen nehmen mit den Jahren deutlich ab, am stärksten ist das Herz davon betroffen.

Solch niedrige Q10-Werte bei Menschen ab etwa vierzig Jahren beeinträchtigen besonders die Leistungsfähigkeit des Herzens, der Leber und der Nieren. Diese Organe betreiben einen sehr regen und energieverbrauchenden Stoffwechsel: Das Herz, weil es 24 Stunden jeden Tag fit und aktiv sein muss, um den Körper immer mit ausreichend Blut zu versorgen (mehr dazu ab Seite 19). Die Leber, weil sie 24 Stunden jeden Tag das Blut auf schädliche Stoffe kontrollieren und diese auch beseitigen muss. Und die Niere, weil sie 24 Stunden jeden Tag das Blut filtert, um Abfallstoffe daraus zu beseitigen und zur Ausscheidung in die Blase weiterzuleiten. Werden diese wichtigen Organe nur schlecht mit Energie versorgt, können sie keine volle Leistung bringen. Das spürt der Betroffene zunehmend: Das Herz wird schwächer, die Leber langsamer und die Nieren sind überfordert: Die Folgen sind vor allem Müdigkeit und Energielosigkeit, vielleicht Luftknappheit bei schon geringen körperlichen Anstrengungen, häufige Übelkeit und Kopfschmerzen, wenn nicht gar ernste Krankheiten dahinterstecken.

Das Herz ...

... ist das Organ mit dem höchsten Coenzym-Q10-Gehalt im Körper.

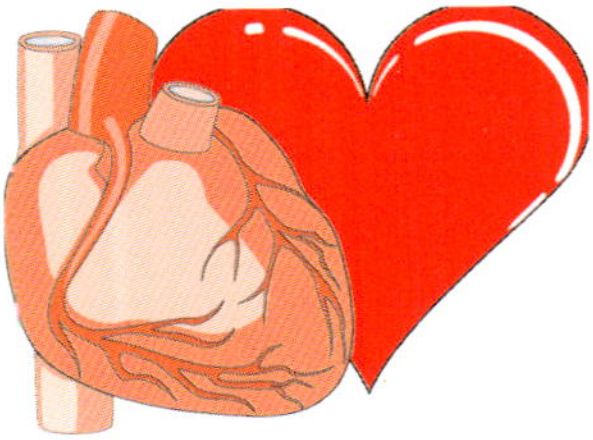

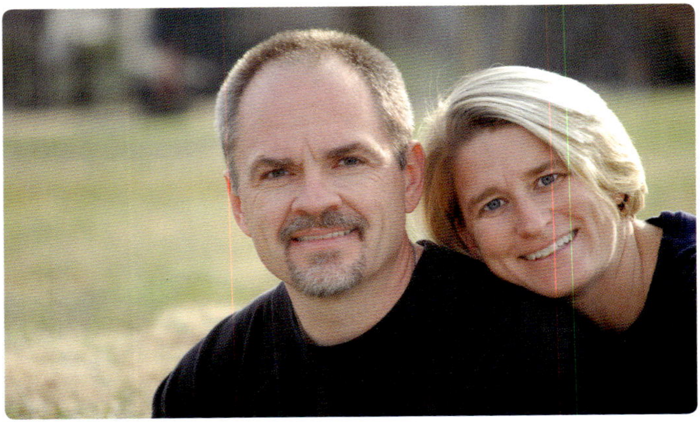

Da liegt die Vermutung nahe, dass Q10 vielleicht doch ein „Jungbrunnen“ sein könnte, den sich die Menschheit schon seit Jahrhunderten herbeisehnt. Nun, niemand kann die Zeit zurückdrehen und einen älteren Menschen wieder wie einen Zwanzigjährigen aussehen lassen. Q10 ist natürlich kein Wundermittel. Aber tatsächlich kann ein Mensch, dessen Q10-Werte niedrig sind, sehr von Q10-Gaben profitieren und sich dadurch jünger und fitter fühlen und leistungsfähiger sein. Und das zeigt sich besonders an den Organen Herz, Leber, Niere und vielen anderen, und daran, dass die oben genannten Folgeerscheinungen langsam verschwinden.

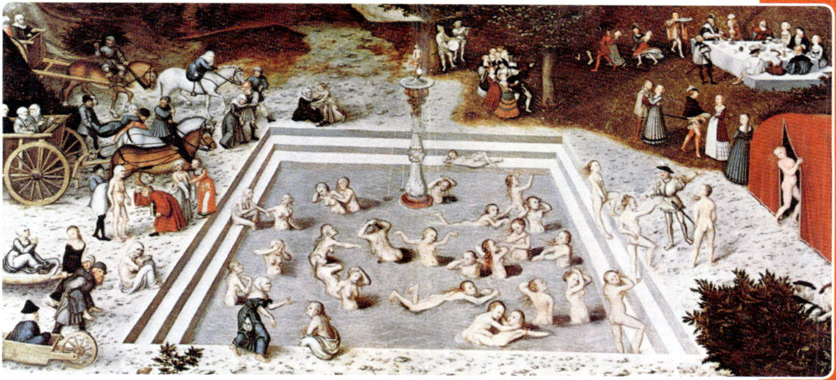

Lukas Cranach d. Ä.: Der Jungbrunnen (Ausschnitt)

Was die Chemiker über Q10 wissen

Coenzym Q10, oder anders genannt Ubichinon, ist ein auffälliges Molekül, das in den Membranen der Mitochondrien und anderer Zellbestandteile sitzt. Membranen bestehen zum größten Teil aus fettigen Stoffen. Damit sich Q10 gut in die Membranen einfügen kann, ist es auch selbst ein fettiger Stoff. Und weil fettige Stoffe immer lange Kettenmoleküle enthalten, hat Q10 genau das auch: eine lange Molekülkette. Doch es hat nicht nur diese Kette, es hat auch einen speziellen sechseckigen Kopf, an dem sie hängt. Dieser Kopf sorgt für den Namen Ubichinon, denn seine Grundeinheit ist die der Chinone.

Exkurs

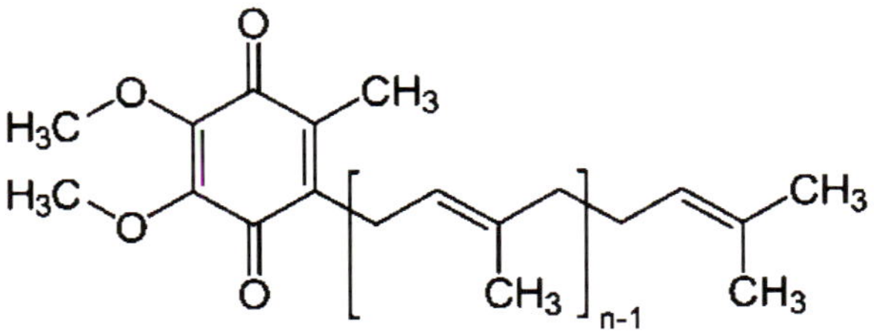

Die Molekülkette an dem Chinonkopf kann unterschiedlich lang sein. Je nachdem, wie viele einzelne Einheiten (jede Einheit enthält fünf Kohlenstoff-Atome, die zu einer sogenannten Isopren-Einheit zusammengehören) sie enthält, wird eine entsprechende Zahl angehängt. Coenzym Q10 enthält also zehn Isopren-Einheiten (also fünfzig Kohlenstoff-Atome in der Kette).

Logisch ist, dass es dementsprechend auch noch andere Coenzyme Q gibt, und zwar von Q1 (eine Isopren-Einheit mit fünf Kohlenstoff-Atomen) bis Q9 (mit neun Isopren-Einheiten). Diese kommen auch häufig in der Natur vor, nämlich bei Bakterien, Tieren und Pflanzen. Der Mensch jedoch kann sie nicht direkt für seine Energiegewinnung nutzen, er braucht dafür immer Coenzym Q10. Allerdings kann er in geringem Maße die anderen Coenzym-Q-Arten, die er über die Ernährung und bei der Verdauung zu sich nimmt, in Q10 umwandeln, um seine Q10-Versorgung zu verbessern.

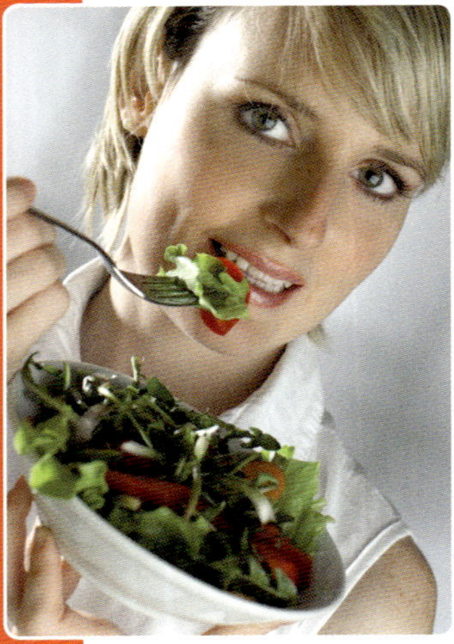

Einen ähnlichen Aufbau wie Q10 haben auch noch zwei andere für den Menschen wichtige Substanzen: Vitamin E und Vitamin K. Beide haben einen etwas abgewandelten Chinonkopf und eine lange Seitenkette. Und damit sind diese beiden Vitamine ebenso wie das Coenzym Q10 fettlöslich.

Doch ein Coenzym-Q10-Defizit ist nicht nur eine Erscheinung, die mit zunehmendem Alter auftritt. Auch junge Leute können schon darunter leiden. Denn wenn die Körperzellen das Coenzym Q10 selbst bilden wollen, dann brauchen sie dafür fünf verschiedene B-Vitamine sowie zwei Proteinbausteine (die Aminosäuren Tyrosin und Methionin). Wenn diese Vitalstoffe nun aber im Körper nicht in ausreichender Menge vorhanden sind, ist die Konsequenz daraus natürlich auch ein mangelhafter Coenzym-Q10-Gehalt. Und dieser Zustand ist gar nicht so selten, denn bei einer ungünstigen Ernährungsweise kommt es ganz leicht dazu, dass die in der Nahrung enthaltenen B-Vitamine nicht ausreichen. Auch bei einem erhöhten Vitalstoffbedarf, wie er zum Beispiel in Stresszeiten, bei Krankheiten, generell bei Rauchern oder bei anderen psychischen oder auch physischen Belastungssituationen schnell auftritt, kann es leicht passieren, dass der Vitaminbedarf hoch ist und die körpereigene Q10-Bildung nicht optimal ablaufen kann. Mögliche Folge ist dann ein Energiemangel in den betroffenen Zellen – und das auch schon bei jungen Menschen!

Über die Ernährung kann eine unzureichende Eigensynthese des wichtigen „Energiestoffes“ Q10 nur begrenzt ausgeglichen werden, denn Q10 ist in einer gesunden Ernährung durchaus enthalten, aber eben nur in kleinen Mengen. Der Mensch ist weiterhin imstande, andere Coenzym-Q-Formen (siehe Exkurs Seite 13f.) in Q10 umzuwandeln, aber auch auf diese Weise kommt nicht allzu viel von diesem lebenswichtigen Stoff zusammen. Fachleute schätzen, dass bei einer gesunden Ernährung etwa drei bis zehn Milligramm Q10 täglich aufgenommen werden. Insbesondere ältere Menschen können damit jedoch ihren Q10-Haushalt nicht wirksam aufbessern, da sie meist relativ wenig essen, geringere Umwandlungsraten der anderen Ubichinone haben und gleichzeitig auch ihre Q10-Eigensynthese geringer ist. Selbstverständlich kann man darauf achten, vermehrt Q10-reiche Lebensmittel zu essen, dennoch ist es unmöglich, damit dem mit fortschreitendem Alter immer stärkeren Defizit des Coenzyms Q10 wirkungsvoll zu begegnen. Insbesondere, wenn man schon Probleme mit dem Herzen, der Leber oder anderen Organen hat und man unter Energielosigkeit leidet, ist es nur mit der Ernährung nicht zu schaffen, den Q10-Spiegel ausreichend anzuheben.

Da ist es vernünftiger, zu einer Q10-Nahrungsergänzung zu greifen. Meist wird Coenzym Q10 in Kapselform angeboten, seltener findet man es auch als Tabletten. Weil Q10 fettlöslich ist, sind besonders Weichkapseln zu empfehlen, in denen das Q10 bereits in einer kleinen Menge Pflanzenöl gelöst ist. Außerdem sollte man die Kapseln am besten während einer Mahlzeit zu sich nehmen.

Nahrungsmittel mit nennenswertem Q10-Gehalt

- Fleisch
- bestimmte Fischarten (Makrelen, Sardinen)
- Walnüsse und Walnussöl
- Mandeln und Mandelöl
- Sojabohnen
- Weizenkeime
- grüne Bohnen
- Spinat
- Kohl
- Knoblauch

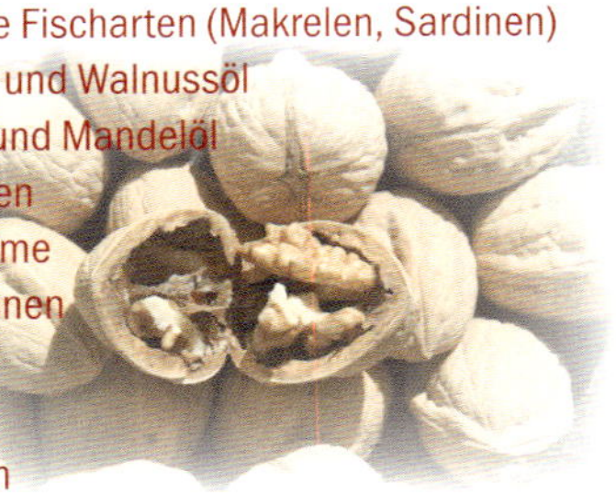

Wer Energie braucht, braucht Q10

Müdigkeit kennt jeder, das ist ganz normal. Jeder, dessen Alltag mit vielfachen beruflichen und privaten Herausforderungen vollgepackt ist, der weiß abends sehr genau, was Müdigkeit bedeutet. Diese Müdigkeit ist meist das ganz normale Verlangen des Körpers nach Entspannung und Erholung. Doch bei vielen Menschen geht die Müdigkeit leider schon viel weiter. Da ist jemand schon am Nachmittag furchtbar müde und schleppt sich nur noch bis zum Feierabend. Oder ein Mittagsschlaf muss unbedingt zwei Stunden dauern, sonst wird der Betroffene gar nicht wieder richtig wach. Die schlimmsten Fälle sind die, die schon morgens nach dem Früh-

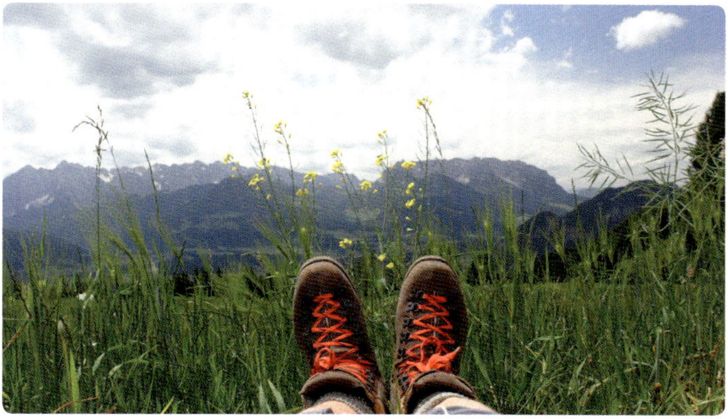

Eine Pause tut immer gut

stück oder gar direkt noch im Bett nach dem Aufwachen denken, dass sie am liebsten sofort wieder einschlafen würden. Bemitleidenswerte Menschen, die eigentlich nie richtig erholt sind und sich mehr durch die Tage kämpfen als sie erleben.

Wer so häufig müde ist, der sehnt sich nach mehr Energie. Und sollte sich auch unbedingt darum kümmern, dass er wieder mehr davon zur Verfügung hat. Da wäre Coenzym Q10 eine gute Möglichkeit, das Energielevel wieder anzuheben. Allerdings gilt es, hier zuerst Vorsicht walten zu lassen: Menschen, die unter ständiger Müdigkeit leiden, sollten auf jeden Fall dringend einen Therapeuten aufsuchen und sich gründlich untersuchen lassen. Müdigkeit kann nämlich auch ein Symptom einiger ernster Erkrankungen sein. Zuerst sollte also sichergestellt sein, dass keine akuten organischen Beeinträchtigungen vorliegen, dann kann begonnen werden, den Energiehaushalt mit Coenzym Q10 positiv zu beeinflussen.

Auch chronisch Kranke sind häufig von dem Symptom der Dauermüdigkeit betroffen. Sie können von Coenzym-Q10-Gaben enorm profitieren. Chronische Krankheiten zehren an den Menschen, sie verbrauchen deren Energie schneller auf als dies bei Gesunden der Fall ist. Hier kann Coenzym Q10 Hilfe leisten, allerdings sollte immer im Gespräch mit dem behandelnden Therapeuten entschieden werden, in welcher Form Coenzym Q10 eingenommen und in dem individuellen Fall angewendet werden kann.

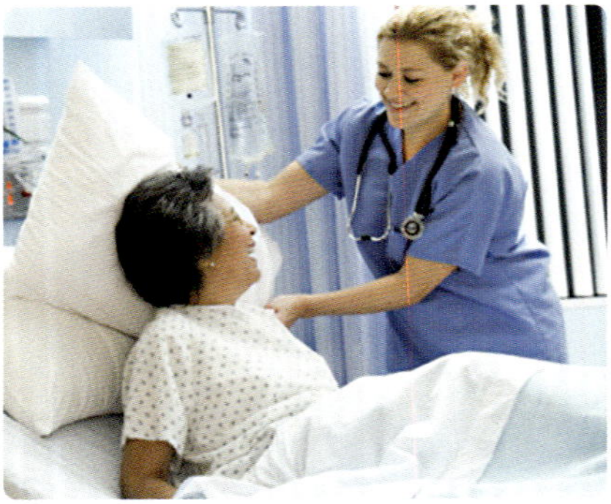

Beeindruckende Beispiele für die Wirkungen von Coenzym Q10 liefert die Wissenschaft: Da zeigt sich, dass ältere Menschen bei einer Art Fitness-Test deutlich besser durchhalten, wenn sie vorher einige Wochen lang Q10 eingenommen hatten. Ähnliche Ergebnisse werden von Sportlern berichtet, die Q10 nahmen und deren Leistungsfähigkeit dadurch anstieg. Und ganz besonders interessant ist die Tatsache, dass Menschen, die unter einem chronischen Müdigkeitssyndrom leiden, in ihrem Blut stark verminderte Coenzym-Q10-Werte hatten. Da liegt die Schlussfolgerung nahe, dass diese Personen ebenfalls von dem „Powerstoff" Q10 profitieren können.

Das Herz – die wunderbare „Lebenspumpe“

2

Das Herz ist ein Wunderwerk der Natur. Die meisten Menschen machen sich nicht klar, was dieses faustgroße Organ in ihrer Brust für sie leistet. Tagaus, tagein muss es das Blut durch den gesamten Körper pumpen. Was das genau bedeutet, das zeigen die folgenden Zahlen: Bei einem sitzenden Menschen in Ruhe sind es etwa fünf Liter Blut pro Minute, die sein Herz aus sich heraustransportiert. Fünf Liter, das ist so viel wie in einen kleinen Benzinkanister passt. Und so viel, wie etwa durchschnittlich in einem etwa 1,60 Meter großen Menschen überhaupt vorhanden ist. Das heißt also, dass ungefähr in jeder Minute das gesamte Blut einmal durch das Herz transportiert wird!

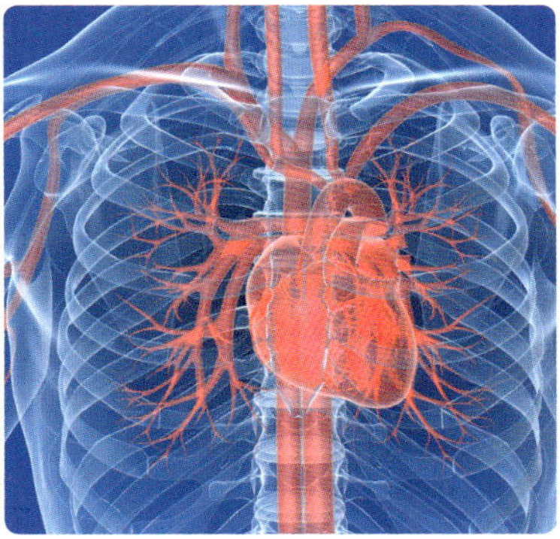

Weitergerechnet ergeben sich daraus in einer Stunde 300 Liter, die das Herz verlassen. Das ist schon eine Menge, die etwa zwei Badewannen füllen würde. Für einen ganzen Tag ergeben sich daraus 7.200 Liter, das ist ein halber Tankwagen voll!

Doch man sitzt ja nicht nur ruhig da und bewegt sich kaum. Bei Aufregung oder körperlicher Anstrengung können es auch einmal dreißig Liter Blut in der Minute sein, die das Herz verlassen. Das heißt, eine halbe Stunde Sport oder starker Stress lässt die Herzleistung massiv ansteigen: Da muss das Herz plötzlich mit etwa 900 Litern Blut in dreißig Minuten fertig werden. Wenn es da nicht

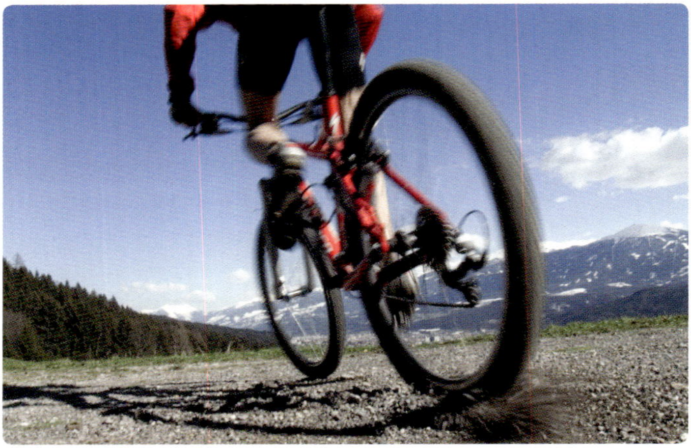

bis in die letzte Muskelfaser fit und gut versorgt ist, kann es schon einmal zu Problemen kommen. Luftknappheit bei körperlicher Anstrengung ist das erste ernstzunehmende Problem, das man dann beobachten kann. Besonders deutlich wird es bei Menschen, die nur selten oder nie Sport treiben: Da reichen schon wenige Treppenstufen aus, um den Energiemangel des untrainierten Herzens an den Tag zu bringen. Doch auch Menschen, die schlecht mit Coenzym Q10 versorgt sind, können solche Symptome zeigen. Das Herz schafft dann die oben beschriebene Transportleistung einfach nicht, weil ihm die notwendige Energie fehlt, denn die Energieversorgung hängt ja direkt mit dem Coenzym Q10 in den Herzzellen ab. Wer also Luftknappheit, allgemeine Müdigkeit und Energielosigkeit von sich gut kennt und wem es einfach nicht gelingen will, den Körper durch regelmäßige Bewegung zu trainieren, der kann mit großer Wahrscheinlichkeit aus einer Nahrungsergänzung mit Coenzym Q10 großen Nutzen ziehen.

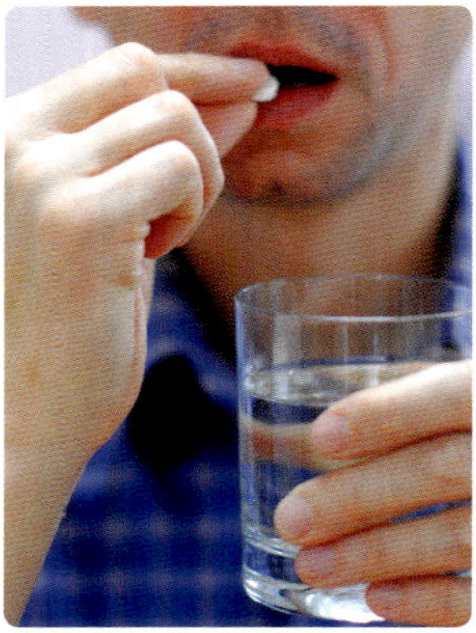

Selbstverständlich sollte vor einer Coenzym-Q10-Anwendung sichergestellt sein, dass der Betroffene ansonsten gesund ist und keine Krankheiten bestehen, die eine fachkundige Behandlung brauchen.

Natürlich sind von solchen Energiemangelerscheinungen gerade die Menschen betroffen, deren Herz nicht ganz gesund ist. Wissenschaftliche Messungen bei Herzkranken zeigten, dass diese häufig zusätzlich unter einem erheblichen Coenzym-Q10-Mangel leiden. Viele Mediziner haben daher Coenzym Q10 in den Therapieplan ihrer Patienten mit Herzrhythmusstörungen, Angina pectoris (schmerzhafte Herzenge), Herzschwäche (Herzinsuffizienz) und anderen Herzproblemen aufgenommen und wissen um die damit erzielten Erfolge. Allerdings müssen in diesen Fällen die verabreichten Mengen relativ hoch sein, um Effekte zu erzielen. Die Erfahrungen zeigen, dass Gaben von bis zu mehreren Hundert Milligramm Coenzym Q10 am Tag nötig sind, um Herzkranken eine gute Unterstützung gewährleisten zu können. Die Wirkung der Substanz ist in manchen Fällen so eklatant, dass sich sogar Fachleute dazu aufschwingen, vom „Herzwunder Coenzym Q10“ zu sprechen.

Vorsicht bei blutverflüssigenden Mitteln!

Manche Menschen müssen blutverflüssigende Mittel einnehmen, sogenannte Antikoagulantien. Diese Mittel greifen in die Blutgerinnung ein. Sie sind notwendig, wenn jemand stark unter Arteriosklerose, also Verkalkung, leidet und seine Gefäße dem Blut nur noch wenig Platz zum Durchkommen lassen. Auch Patienten mit künstlichen Herzklappen bekommen solche Medikamente. Vitamin K ist hingegen ein Vitamin, das die Blutgerinnung fördert. Patienten, die Antikoagulantien verabreicht bekommen, sollten darauf achten, ihre bisherige Ernährung beizubehalten und nicht zu viel zusätzliches Vitamin K aufzunehmen. Da sich Vitamin K und Coenzym Q10 sehr ähnlich sind und schon von notwendigen Veränderungen bei der Dosierung von Antikoagulantien durch Q10 berichtet wurde, empfiehlt es sich für diese Patienten, genau mit ihren betreuenden Ärzten abzuklären, ob und unter welchen Umständen eine Anwendung der Nahrungsergänzung in ihrem speziellen Fall sinnvoll ist.

Auch Patienten mit erhöhtem Blutdruck können von Coenzym-Q10-Gaben profitieren, denn auch sie weisen laut wissenschaftlicher Untersuchungen eine geringe Q10-Konzentration im Blut auf. Um den Blutdruck auf moderatere Werte absinken zu lassen, sind aber auch hier relativ hohe Dosen des Coenzyms notwendig: Um Hundert Milligramm sollten es täglich schon sein, um die gewünschten Effekte zu erzielen. Diese von Forschern ermittelten

Richtwerte sollten gegebenenfalls von den Betroffenen mit ihren Ärzt/Innen individuell besprochen werden.

Veränderungen stellen sich nicht über Nacht ein und es versteht sich von selbst, dass Coenzym Q10 bei Gesunden wie auch Patienten unbedingt über einige Wochen oder Monate genommen werden sollte, um Effekte zu erzielen. Vielfach kann sogar eine dauerhafte Anwendung sinnvoll sein, um den Q10-Spiegel ausreichend hoch zu erhalten. Eine kurzfristige Einnahme von nur wenigen Tagen oder Wochen führt nicht zum gewünschten Erfolg.

Cholesterin – das oft verkannte Fettmolekül

Die meisten Menschen haben schon einmal gehört, dass Cholesterin ungesund ist. Schlecht für das Herz, schlecht für das Blut, schlecht für die Gefäße, denn irgendwie soll es durch Cholesterin zur Gefäßverkalkung (Arteriosklerose) kommen. Das ist richtig und falsch zugleich: Cholesterin ist tatsächlich an der fatalen Kaskade beteiligt, die in den Blutgefäßen ablaufen kann und schließlich zur Gefäßverkalkung führt. Denn „Verkalkung“ heißt hier, dass sich an den Wänden der Blutgefäße von innen Cholesterin – und noch manches mehr – ablagert. Man nennt diese Ablagerungen auch Plaques. Durch sie werden die Gefäße immer enger und auch starrer. Das Blut hat dann große Schwierigkeiten, die verengten Gefäße zu durchfließen, besonders wenn es auch noch größere Blutgerinnsel enthält. Im schlimmsten Fall kann es so weit kommen, dass die schon von Natur aus besonders engen Versor-

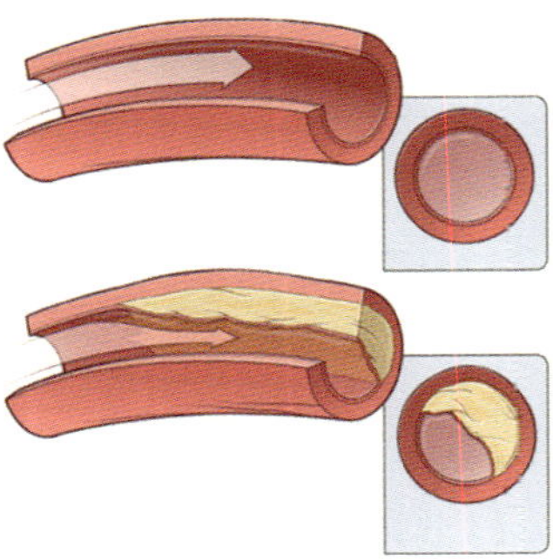

Oben: Ein freies Blutgefäß ohne „Verkalkung“. Das Blut kann gut hindurchfließen.
Unten: Ein Gefäß, in dem sich Plaques gebildet haben. Sie behindern den Blutstrom.

gungsgefäße im Herzen oder im Gehirn durch ein solches Blutgerinnsel verschlossen werden. Ein Herzinfarkt oder ein Schlaganfall können dann die katastrophale Folge sein. Dabei wird das Gewebe, das hinter der verschlossenen Gefäßstelle liegt und eigentlich durch jenes Gefäß frisches Blut mit Nährstoffen und Sauerstoff bekommen sollte, gar nicht mehr versorgt. Je nachdem, wie lange der Verschluss eines solchen Gefäßes anhält und wie groß das betroffene Gebiet am Herzen oder im Gehirn ist, kann das plötzlich unterversorgte Gewebe absterben und es entstehen nicht mehr gutzumachende Schäden. Im Extremfall kann es sogar so weit kommen, dass das Herz ganz aufhört zu schlagen, oder dass das Gehirn seine Arbeit gar nicht mehr tun kann!

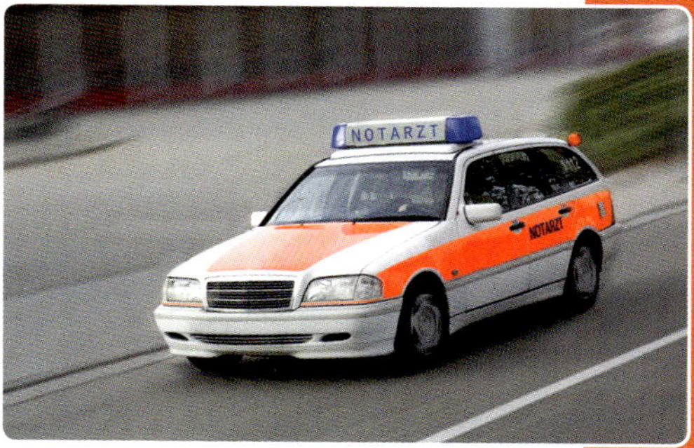

Exkurs

Cholesterinsenker (Statine) und Q10

Die Pharmaindustrie hat das Arteriosklerose-Problem erkannt und bietet zur Therapie eines erhöhten Cholesterinspiegels spezielle Medikamente an, die Cholesterinsenker, auch Statine oder CSE-Hemmer genannt. Sie senken, wie ihr Name schon sagt, erfolgreich einen erhöhten Cholesterinspiegel. Doch keine Wirkung ohne Nebenwirkung: Das Ergebnis der Statin-Behandlung beruht darauf, dass die körpereigene Produktion von Cholesterin gedrosselt wird. Betrachtet man nur den Cholesterinwert, hat man das gewünschte Ziel erreicht. Doch leider kauft man sich damit auch einige erhebliche Nachteile ein. Zum Beispiel steht Cholesterin nun möglicherweise nicht mehr ausreichend als lebensnotwendiger Membran-Baustoff zur Verfügung, auch seine Funktion als Hormonvorstufe kann es nicht mehr optimal ausfüllen, nicht zuletzt die Sexualhormone sind davon betroffen. Ebenso ist Cholesterin die Vorstufe für Vitamin D – ein wichtiges Vitamin für die Knochengesundheit. Und nicht zuletzt ist dieser von den Statinen gehemmte Bildungsweg des Cholesterins zum Teil identisch mit jenem des lebensnotwendigen Coenzyms Q10. Das heißt im Klartext, wenn jemand Statine verabreicht bekommt, wird ihm gleichzeitig der „Energietransporter" Q10 für den Körper gekürzt. Die Folgen können Energielosigkeit, Müdigkeit und Muskelschwäche sein und nicht zuletzt das Herz und die anderen stark energiezehrenden Organe büßen von ihrer Leistungsfähigkeit ein.

Die Konsequenz aus dieser Tatsache kann nur sein, dass bei einer Verschreibung von Statinen immer auch das Coenzym Q10 im Blick behalten werden sollte! Jeder Patient, der Statine einnimmt, sollte mit dem/r verschreibenden Arzt/Ärztin dieses Thema erörtern.

LDL/HDL

Doch Cholesterin ist nicht gleich Cholesterin. Nur das sogenannte LDL-Cholesterin kann gefährlich werden und sich als Plaques an Gefäßwänden ablagern. LDL-Teilchen sind eine Art Transporter für das fettige Cholesterin und ermöglichen es überhaupt erst, dass dieses Molekül ins Blut gelangen und dort schwimmen kann. LDL sind unbedingt notwendig, denn sie bringen das Cholesterin von der Leber in den gesamten Körper, also überall dorthin, wo es gebraucht wird. Es gibt aber noch einen anderen „Cholesterin-Transporter", der heißt HDL. Auch HDL bewirkt, dass Cholesterin im Blut schwimmen kann, aber es gibt die andere Richtung vor: HDL-Cholesterin bringt überschüssiges Cholesterin zur Leber zurück, damit es dort wiederverwertet oder später ausgeschieden werden kann. Das ist der Grund, warum das HDL-Cholesterin als gut, das LDL-Cholesterin jedoch als schlecht angesehen wird. Das Problem beginnt erst dann, wenn zu viel LDL-Cholesterin im Blut vorhanden ist und dort zu lange bleibt. Dann kann es gegebenenfalls zu Plaques werden.

Allerdings muss dafür noch mehr passieren: Das LDL-Cholesterin muss im Blut oxidiert werden. Das heißt, es muss von aggressiven Teilchen angegriffen werden, den freien Radikalen (siehe Exkurs). Erst dann wird es für die Gefäße riskant. Oxidiertes LDL-Cholesterin wird nämlich vom Immunsystem als fremd erkannt und bekämpft. Das tun die Fresszellen, die sogenannten Makrophagen. Sie fressen oxidiertes LDL-Cholesterin mit Vorliebe – und kennen dabei keine Grenze. Sie fressen und fressen, bis sie zu großen, unförmigen, fettigen „Schaumzellen“ werden.

Achtung, die Radikale sind los!

Radikale – die kennt man aus dem Fernsehen, sei es zum Beispiel als radikale Partei oder als Schlägertrupps, die bei Demonstrationen oder Fußballspielen für unschöne Bilder sorgen. Doch die hier gemeinten freien Radikale haben mit jenen nur eines gemeinsam: Sie sind aggressiv. Freie Radikale, die im Körper vorkommen, sind klitzekleine Teilchen (Moleküle), die andere Moleküle oder Strukturen angreifen und zerstören können. Und damit ist ihr böses Wirken leider noch nicht zu Ende. Denn die Teilchen, die von Radikalen angegriffen werden, werden oft selbst zu Radikalen und greifen wiederum andere an, meist ihre direkten Nachbarn. Es kommt zu einer Welle der Zerstörung in der Zelle, wenn die freien Radikale nicht wirksam bekämpft werden können. Das kann Stoffwechselwege in den Zellen lahmlegen, das genetische Material im Zellkern schädigen und sogar die ganze Zelle abtöten. Leicht vorstellen kann man sich daher, dass diese schädlichen, durch freie Radikale ausgelösten Vorgänge gar nicht gut für den Körper sind. Tatsächlich sind Radikalschäden Teil der Entstehung vieler ernster Krankheiten. Zum Beispiel werden als ein Hintergrund bei der Krebsentstehung die Schäden am genetischen Material DNA durch freie Radikale angenommen. Doch auch bei der Arteriosklerose, der Demenzentstehung und vielen anderen Erkrankungen wird ein Einfluss der Radikale angenommen.

Ein Überschuss an Radikalen kann krank machen – und der hat seinen Ursprung oft in der Umwelt. Das Rauchen von Zigaretten, Pfeifen oder anderem erzeugt zum Beispiel in großen Mengen freie Radikale. Raucher nehmen diese „Zerstörer" also direkt in ihren Körper auf. Eine andere Quelle ist UV-Licht, das Bestandteil des Sonnenlichts ist oder in Solarien eingesetzt wird, aber auch andere Strahlung produziert freie Radikale, zum Beispiel radioaktive oder Röntgen-Strahlung.

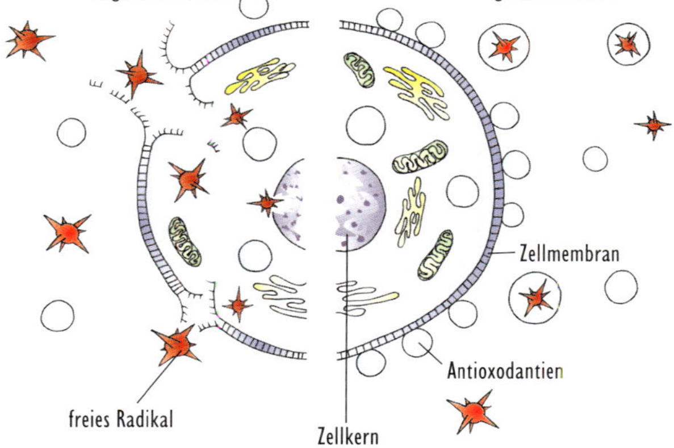

Wenn eine Zelle zu wenig Antioxidantien hat, dann können die Radikale sie angreifen und sogar zerstören (links), hat sie genügend Antioxidantien, dann ist die gegen die Angriffe geschützt.

Zum Glück hat der Körper eigene Taktiken entwickelt, um gegen ein Übermaß an freien Radikalen vorzugehen, denn er ist eigentlich an sie gewöhnt. In kleinen Mengen braucht er sie sogar, zum Beispiel sind freie Radikale unabdingbar als Abwehrwaffe in den Zellen des Immunsystems und auch bei der Energiegewinnung in den Mitochondrien-„Kraftwerken". Dort produzieren die Zellen ihre Radikale also selbst. Gleichzeitig hat der Körper jedoch Maßnahmen getroffen, damit er seine aggressiven Teilchen in Schach halten kann. Seine Schutzschilde sind die sogenannten Antioxidantien.

Dazu gehören viele Vitamine und auch Spurenelemente beteiligen sich daran. Ebenso ist das vitaminähnliche Coenzym Q10 ein solches Antioxidans, das obendrein besonders stark wirksam ist und bei der radikalabhängigen Energiegewinnung in den Mitochondrien direkt vor Ort mitwirkt.

Und es muss noch ein weiterer Faktor hinzukommen, damit sich Plaques in Blutgefäßen bilden: Innen an den Gefäßen müssen Schäden vorliegen. Da reichen schon feine Risse durch einen zu hohen Blutdruck in unflexiblen Gefäßen oder die Einwirkung von schädlichen Stoffen (zum Beispiel Homocystein, siehe Kasten) auf die Gefäße – und schon beginnt die Reparaturarbeit, bei der die großen „Schaumzellen" als Flickmaterial verwendet werden. Und daraus kann sich schließlich eine „Verkalkung" der Gefäße bilden, eben die Plaques.

Homocystein – ein körpereigener Schadstoff

Der Körper produziert auch schädliche Stoffe selbst, doch normalerweise kennt er gleichzeitig Methoden, um sich davor zu schützen. Genauso ein Stoff ist das Homocystein. Zwischen Homocystein und verschiedenen Erkrankungen gibt es Zusammenhänge, so auch bei der Arteriosklerose. Denn Homocystein raut die Blutgefäße von innen an, wenn es in zu hoher Konzentration im Blut vorliegt und gibt damit den „Startschuss" für die Plaques-Bildung. Normalerweise stellt dieser Stoff kein gravierendes Problem dar, denn der Körper kann ihn leicht unschädlich machen. Jedoch braucht er dafür unbedingt die Vitamine B6, B12, und Folsäure. Liegen diese im Mangel vor, dann wird es gefährlich für die Blutgefäße. Leider ist das gar nicht so selten, denn besonders das Vitamin Folsäure ist ein häufiges Mangelvitamin.

Schon bei der Radikalwirkung in der Entstehungsgeschichte der Arteriosklerose kann Coenzym Q10 wirksam eingreifen. Denn es spielt nicht nur bei der Energiegewinnung eine wichtige Rolle, es ist auch ein starkes Antioxidans. Das heißt, Q10 ist sehr wirksam gegen freie Radikale. Es bremst deren aggressive Angriffslust, indem es sich selbst als „leichtes Opfer" anbietet. Doch das Q10 wird – anders als andere „Molekülopfer" – dadurch nicht selbst zu einem Radikal. Es kann also die Zerstörungswelle beenden, die von den freien Radikalen normalerweise ausgelöst wird. Da Q10 ein fettiges Molekül ist und immer in Gemeinschaft mit anderen fettigen Molekülen auftaucht, schützt es so auch seine Nachbarn vor einem Radikal-Angriff. So wirkt Coenzym Q10 als ein Schutzschild für Membranen und Fettmoleküle aller Art. Wer viel Q10 im Körper und im Blut hat, kann davon ausgehen, dass dadurch das destruktive Tun der Radikale früher gebremst wird als bei niedrigen Coenzym-Q10-Spiegeln.

Es muss also schon einiges zusammenkommen, wenn aus Cholesterin Verkalkung werden soll. Nur das Cholesterin als Hauptschuldigen anzusehen und es zu bekämpfen ist viel zu kurzsichtig. Obendrein braucht der Körper das Cholesterin ja für viele gesunde Dinge (siehe Exkurs Seite 23f.). Da ist es doch viel besser, gegen alle Faktoren anzugehen, und zwar mit natürlichen Mitteln: gegen das Homocystein mit den Vitaminen B6, B12 und Folsäure, gegen die Radikale durch viele Antioxidantien mit einer vitaminreichen Ernährung, die durch Coenzym Q10 noch angereichert wird, um besonders die fettigen Substanzen zu schützen, und durch herzgesundes Essen, um das Verhältnis zwischen LDL- und HDL-Cholesterin zu verbessern. Genau deshalb steht an dieser Stelle nun ein herzgesundes Rezept:

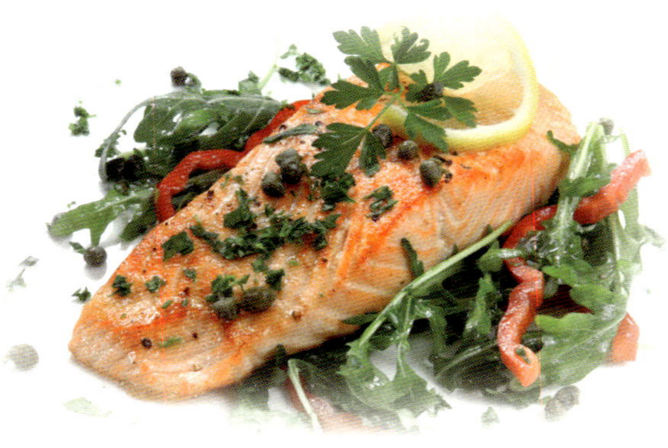

„Herzgesundes“ Rezept

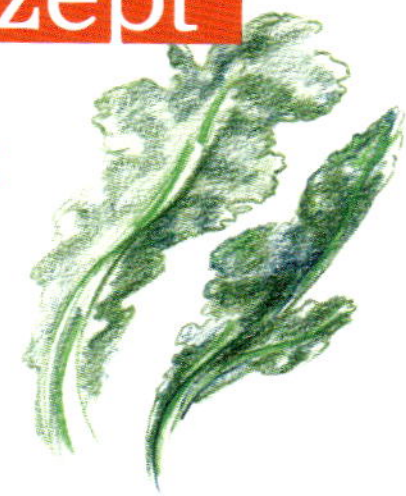

Lachs mit Knoblauchspinat

(für 4 Personen)

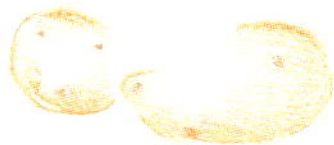

Zutaten

- 1.200 g kleine Kartoffeln (besonders gut schmecken natürlich neue Kartoffeln)
- Olivenöl zum Anbraten
- 1 Knoblauchzehe
- 4 x 100 g Lachsfilet (frisch oder tiefgefroren)
- Salz und schwarzer Pfeffer
- 1 kg frischer Spinat
- Olivenöl
- zwei bis vier Knoblauchzehen
- Salz und Pfeffer
- etwas Gemüsebrühe

Zubereitung

1. *Die Kartoffeln waschen und kochen.*
2. *Den Spinat waschen und in Streifen schneiden. Das Olivenöl in einem großen Topf auf mittlere Hitze bringen, den Spinat einfüllen und unter häufigem Rühren dünsten, bis er zusammengefallen und weich ist. Gemüsebrühe und Pfeffer hinzugeben und garköcheln lassen.*
3. *Währenddessen eine Knoblauchzehe in sehr kleine Würfelchen schneiden, Olivenöl in einer Pfanne erhitzen, den Knoblauch darin leicht andünsten, dann den gewaschenen und beidseitig mit Salz und Pfeffer gewürzten Lachs hineingeben und von beiden Seiten anbraten.*
4. *Kurz vor dem Servieren die Knoblauchzehen in den Spinat pressen und das Gemüse mit Salz und Pfeffer abschmecken.*
5. *Dazu frischen Salat (am besten mit Leinöl angemacht) und Rotwein reichen. Guten Appetit!*

Weitere Informationen, wie eine herzgesunde Ernährung aussieht, würden den Rahmen dieses Buches leider sprengen. Die Buchreihe, in der dieses Büchlein erschienen ist, hält dazu weitere Themen für Sie bereit.

Bunter Hüttenkäsesalat

(für 4 Personen)

Zutaten
600 g Hüttenkäse
5 Lauchzwiebeln
100 g Feldsalat
200 g ganze Walnüsse
1 gelbe Paprika
4 kleine Möhren
6 (Eier-)Tomaten
4 Esslöffel Olivenöl
1 Knoblauchzehe
Saft ½ Zitrone
Salz und schwarzer Pfeffer

dazu frisches Vollkornbrot

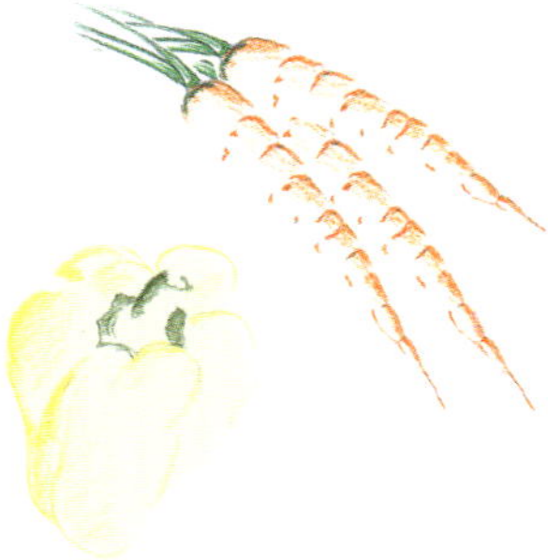

Zubereitung

1. *Das Olivenöl mit dem frisch gepressten Knoblauch, Salz und Pfeffer kräftig verquirlen, den Saft der halben Zitrone während des Verquirlens langsam hinzutröpfeln, sodass eine schaumige Salatsoße entsteht, eventuell mit weiterem Salz und Pfeffer abschmecken.*
2. *Die verschiedenen Gemüsesorten waschen. Die Lauchzwiebeln in Ringe, die Paprika in kleine Würfel, die (Eier-)Tomaten und die Möhren in dünne Scheiben schneiden. Die Walnüsse etwas klein hacken. Alles nacheinander in die Salatsoße geben und locker mischen.*
3. *Den Feldsalat rupfen und zusammen mit dem Hüttenkäse in mehreren Portionen zugeben und untermischen. Vorsicht: Nicht zu heftig mischen, denn dann wird der Salat matschig.*

Die Haut – dem Altern ein Schnippchen schlagen

3

Seit einigen Jahren beschäftigt sich die Wissenschaft intensiv mit dem Altern. Sie untersucht, welche Prozesse in den Zellen zum Altern führen. Dabei ist ganz klar: Altern ist auch eine Folge der Zerstörungskraft freier Radikale (siehe Exkurs Seite 25f.)!

Besonders gut kann man die Alterung äußerlich an der Haut beobachten. Im Laufe der Jahre entstehen zuerst kleine Fältchen, dann Falten. Das beginnt etwa Mitte oder Ende der Zwanziger-Lebensjahre. Meist ist die Region um die Augen als Erstes betroffen, denn hier ist die Haut besonders dünn und anfällig. Doch bald kommen die Stirn und der Bereich zwischen den Augenbrauen dazu. Und dann hinterlassen auch die Mundwinkel ihre Spuren an den Wangen.

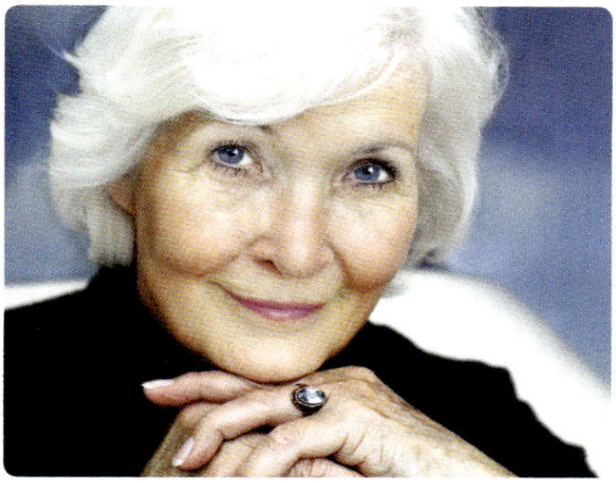

Einen gewissen Anteil der Hautalterung kann man nicht beeinflussen. Er ist genetisch bedingt und schreitet ganz natürlich fort. Der andere Anteil ist hingegen beeinflussbar, denn er ist abhängig vom Lebensstil und den damit verbundenen Umwelteinflüssen, daher wird dieser Anteil der Hautalterung auch „Umweltalterung“ genannt. Und genau hier sind es wieder einmal die freien Radikale, die eine große Rolle spielen. Wie gut, dass es das starke Antioxidans Coenzym Q10 gibt!

Einen deutlichen Beleg für die Bedeutung der Radikale beim Altern der Haut hat jeder schon beobachtet: Bei Rauchern altert die Haut viel schneller als bei Nichtrauchern. Hintergrund sind die freien Radikale, denn Rauchen setzt Unmengen dieser zerstörerischen Teilchen frei, und der Raucher atmet sie intensiv ein. Das macht sich selbstverständlich zuerst in der Lunge bemerkbar, die von den freien Radikalen angegriffen wird. Eine Konsequenz davon (und dem Teer, der sich zusätzlich durch das Rauchen in die Lungen setzt) ist, dass die Atmung bei Rauchern schlechter funktioniert und sie im Vergleich zu Gesunden grundsätzlich nur vermindert Sauerstoff aufnehmen können. So kommt es, dass das Rauchen die Sauerstoffversorgung des gesamten Körpers herabsetzt. Doch die Organe und Gewebe von Rauchern werden nicht nur schlecht mit diesem lebensnotwendigen Gas versorgt, sie werden auch direkt von den Radikalen attackiert und belastet. Überall hat der Körper einfach viel mehr energiezehrende Arbeit mit Zellreparaturen und Schutzmaßnahmen gegen die Radikale, sodass er sich schneller „verbraucht". Und das sieht man eben am deutlichsten außen an der Haut der Raucher, die früher als bei Nichtrauchern faltig und grau wird.

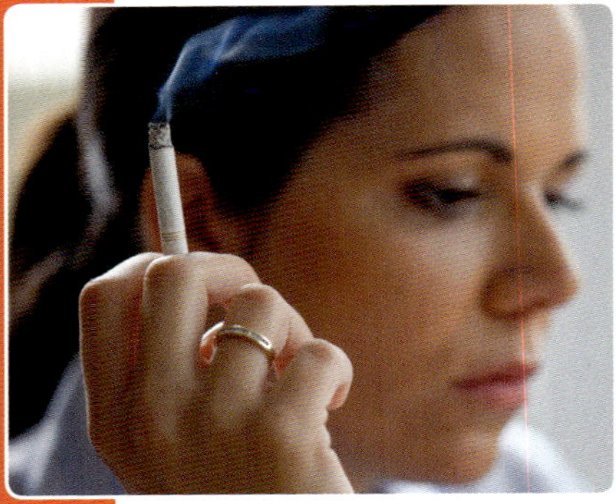

Exkurs

Die Haut – ein bemerkenswertes Organ

Die Haut ist ein ganz besonders wichtiges Organ für die Gesundheit. Sie hat eine Vielzahl von Aufgaben, die sie jeden Tag klaglos erfüllt. Und sie ist ein bemerkenswertes Organ, denn sie ist das größte Organ des Menschen überhaupt: Diese Begrenzung des Menschen nach außen kann bei einem Erwachsenen etwa eine Gesamtfläche von anderthalb bis zwei Quadratmeter haben, das ist etwa die Oberfläche eines Einzelbettes. Und sie kann sich noch enorm dehnen. Am besten ist das in der Schwangerschaft zu beobachten, wenn der Bauchumfang der Frau in wenigen Monaten deutlich zunimmt – und sich nach der Geburt auch sehr schnell wieder verkleinert. Genauso ist es bei Übergewicht. Auch dabei dehnt sich die Gesamtfläche der Haut deutlich aus. Allerdings ist die vollständige Rückentwicklung der Hautfläche nach dem Abnehmen leider nicht immer gegeben, insbesondere dann, wenn sehr viele Kilo in kurzer Zeit abgenommen wurden.

Die Haut ist aus mehreren Schichten aufgebaut:

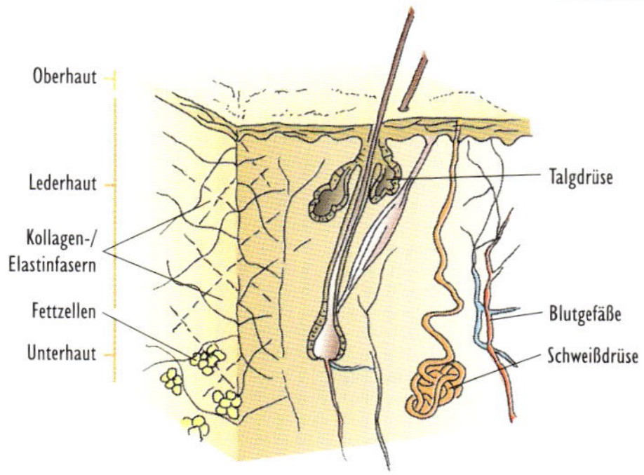

- Die oberste Schicht ist die dünne Oberhaut. Sie hat am meisten mit schädlichen Umwelteinflüssen zu tun. An ihrer Oberfläche werden jeden Tag Hautschüppchen (abgestorbene Hautzellen) abgeschilfert und von tieferliegenden Zellen ersetzt. In dieser Schicht der Haut ist die Coenzym Q10-Konzentration zehnfach höher als in der
- darunter liegenden und an manchen Stellen sehr dicken Lederhaut, die für die Ernährung der Haut zuständig ist.
- Die unterste Schicht der Haut ist die Unterhaut, die auch das Fettgewebe enthält.

Die Q10-Gehalte aller Hautschichten steigern sich bis zur Pubertät ständig, um danach mit dem Alter kontinuierlich wieder abzunehmen.

Doch all das lässt sich noch überbieten, denn die Funktionen der Haut sind so vielfältig wie bei keinem anderen Körperorgan. Zuerst einmal ist es einfach die Grenze des

Menschen nach außen. Doch in dieser Funktion stecken schon viele andere. So schützt die Haut vor Druck, vor Stößen und damit vor Verletzungen. Gleichzeitig hat sie die Fähigkeit, Druck, Berührung, Schmerz, Vibrationen und auch Temperatur wahrzunehmen. Besonders den Händen ist es möglich, Strukturen, Oberflächen und Gegenstände zu ertasten. (Manche Menschen können dies auch mit den Füßen.) Als Begrenzung nach außen schützt die Haut den Menschen auch bis zu einem gewissen Grad vor Infektionen, denn ist die Haut intakt, haben Bakterien, Pilze oder andere Krankheitserreger keine Chance. Die Haut schützt vor mechanischen Beanspruchungen, man denke da nur an das Schrubben der Hände bei starken Verschmutzungen. Auch vor Chemikalien, vor dem natürlichen UV-Licht der Sonne und nicht zuletzt vor dem Austrocknen schützt uns die Haut, denn sie hält viel Feuchtigkeit im Körper, die ohne die Haut einfach verdunsten würde. Und in diesem Zusammenhang muss natürlich unbedingt auch die Funktion der Regulation der Körpertemperatur genannt werden, an der die Haut beteiligt ist: Über das Schwitzen bei zu hohen Temperaturen kühlt die Haut den Menschen ab und auch bei niedrigen Temperaturen hilft die Haut dem Menschen, indem sie einerseits behaart ist und andererseits die Blutgefäße in der Haut dann ganz kleinstellen kann. So geht weniger Körperwärme an der Oberfläche verloren.

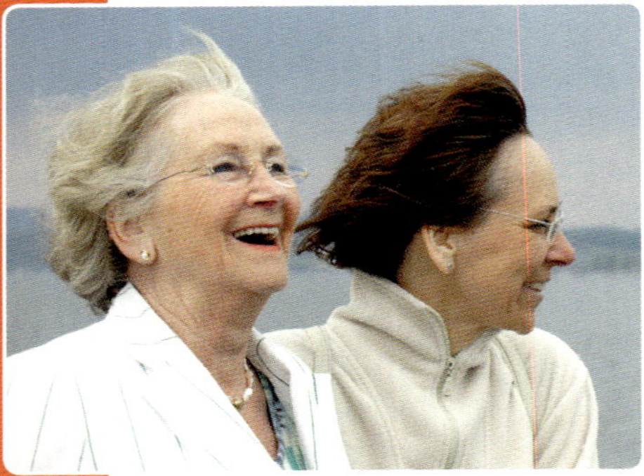

Auch die soziale Funktion der Haut darf nicht vergessen werden. Die schon aufgelistete Berührungsempfindlichkeit zählt natürlich dazu, aber auch ganz andere Dinge spielen hier eine Rolle. So ist die Haut des Gesichtes vor allem auch das „Präsentationsorgan“ des Menschen. Einerseits ist es die Mimik des Gesichtes, die viel Kommunikation ohne Worte zwischen Menschen ermöglicht. Aber die Haut selber sagt schon viel. Welche Farbe hat sie? Ist sie schön rosig, könnte es sein, dass der Mensch gerade an der kalten Luft war oder sich angestrengt hat. Ist sie blass, geht es dem Betroffenen vielleicht gerade nicht gut. Ein Hauch zum Bläulichen spricht für Frieren oder Übelkeit. Graue Haut kann von Rauchen, Krankheit oder starker Müdigkeit kommen, Letzteres insbesondere, wenn noch dunkle Augenringe das Bild vervollständigen. Braune Haut hingegen lässt vermuten, dass die Person in der letzten Zeit in Urlaub war oder sich viel im Freien aufgehalten hat. Auch andere Qualitäten der Haut sind aussagekräftig. Ist die Haut fein, dann gedeiht ihr vermutlich sehr gute Pflege von innen und außen an, ist sie grob, ist genau das vermutlich nicht der Fall, hat sie viele Falten, dann lässt dies auf das Alter des Menschen einen Rückschluss zu, und vieles andere mehr verrät die Haut über ihren Träger.

Natürlich gehört auch das unwillkürliche Erröten in peinlichen Situationen oder plötzliche Blasswerden in Schreckensmomenten zu der sozialen Kommunikation zwischen Menschen.

Eine andere Form der Kommunikation über die Haut findet nicht durch die Augen statt, sondern durch die Nase. Denn der Schweiß ist nicht nur für die Kühlung der Haut gut, er enthält auch chemische Substanzen, sogenannte Pheromone, die über die Nase anderer Menschen unterbewusst wahrgenommen werden können. Wie man inzwischen herausgefunden hat, sind diese unmerklichen Duftstoffe zum Beispiel für die richtige Partnerwahl von Bedeutung. Natürlich sollte niemand diese zarten Duftstoffe mit dem verwechseln, was passiert, wenn die Körperhygiene vernachlässigt wird ...

Ein anderer Faktor, der zu vielen Radikalangriffen auf die Haut führt, ist das Licht. Natürlich braucht der Mensch Licht zum Leben, jedoch ist es – wie so oft im Leben – eine Frage der Intensität. Wer häufig über Stunden am Strand liegt, oft in dünner Höhenluft unterwegs ist oder regelmäßig ein Solarium benutzt, verlangt seiner

Haut viel ab – insbesondere, wenn kein Sonnenschutz benutzt wird. Die Folge davon ist zwar eine braune, aber eben auch nach wenigen Jahren eine lederne und gealterte Haut. Wenn nicht sogar Schlimmeres daraus entsteht, denn bestimmte Hautkrebsarten werden von der Radikaleentstehung durch Sonnenlicht in der Haut gefördert.

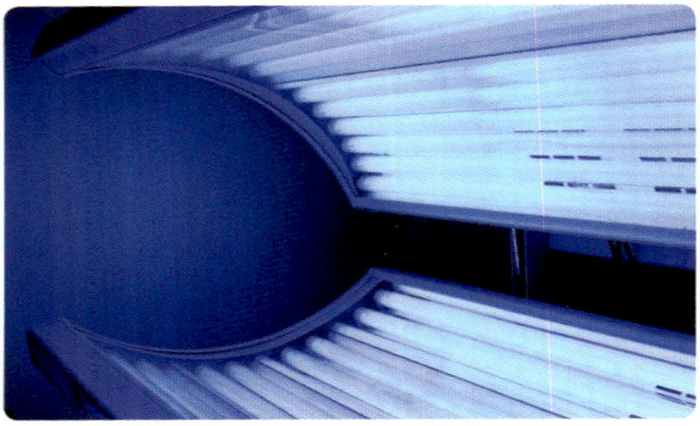

Das Licht in Solarien kann in der Haut Radikale entstehen lassen, die sie massiv schädigen und vorzeitig altern lassen.

Auch psychischer Stress durch berufliche oder private Belange geht auf Dauer auf die Haut. Denn Stress ist ein Radikaleproduzent. Wer also in seinem Terminmarathon den Überblick gerne mal verliert und bei allem und jedem nur noch Überforderung verspürt, der sollte sich darüber im Klaren sein: Man sieht es ihm (und natürlich auch ihr) an.

Alle Menschen – Frauen wie Männer, junge wie alte – wollen die Schönheit ihrer Haut so lange es geht erhalten. Und nach allem, was man weiß, ist jede/r gut beraten, dafür ein wachsames Auge auf die freien Radikale zu haben. Doch wie macht man das?

Wem seine Haut etwas wert ist, der sollte zuerst einmal auf keinen Fall rauchen und sich so selten wie möglich allzu intensiver UV-Licht-Bestrahlung aussetzen. Weitere geeignete Maßnahmen sind außerdem, immer für ausreichend Schlaf zu sorgen, seine Psyche mit Entspannung zu pflegen, sich täglich an der frischen Luft zu bewegen – und überhaupt ist regelmäßiger, moderater Sport (siehe Kasten) von unschätzbarem Wert für eine gesunde, rosige Haut.

Eine besonders wichtige Rolle für eine gesunde Haut kommt jedoch der Ernährung zu. Es ist kein Geheimnis, dass Lebensmittel wie Schokolade, Chips, Torten, Kekse und manch anderes, das Zucker

Sport – allzu viel ist ungesund!

Bewegung ist gesund, das ist eine allseits anerkannte Tatsache. Tatsächlich braucht der Körper ein Mindestmaß an Bewegung, um überhaupt gesund bleiben zu können. Auch konnte inzwischen immer wieder festgestellt werden, dass Altersbeschwerden, psychische Beschwerden und sogar manche Krankheiten von Bewegung profitieren und eine Heilung dadurch gut unterstützt werden kann.

Doch Vorsicht! Zu viel und vor allem auch falsche Bewegung kann schädlich sein. Das betrifft nicht nur Knochen, Muskeln und Gelenke, wie man nach einem gehörigen Muskelkater vielleicht meinen könnte. Zu viel und zu intensiver Sport kann den Körper und seinen Stoffwechsel insgesamt belasten – und damit auch die Haut. Hintergrund sind hier wieder einmal die freien Radikale. Diese aggressiven Teilchen entstehen bei einem Zuviel an Bewegung und körperlicher Anstrengung in großen Mengen im Körper. Da muss der Sportler sogar eher noch für ein gehöriges Plus an schützenden Antioxidantien sorgen, statt dass er sich etwas Gutes tut mit der übermäßigen Betätigung. Besonders Leistungssportler sind betroffen, denn deren Zeitpläne sind sehr eng mit Bewegungseinheiten, Trainingsroutine und Wettkämpfen besetzt. Aber auch Hobbysportler schaden sich oft, wenn sie zum Beispiel recht untrainiert „von null auf hundert" sofort einen Marathon mitlaufen wollen, weil es gerade so „in" ist. Besonders Ältere und auch schon die Menschen in den mittleren Jahren sollten da immer gut auf ihren Körper hören, wann die individuelle Belastungsgrenze erreicht ist und nicht darüber hinausgehen. Nur dann ist Sport auch wirklich gesund.

und Fett im Übermaß enthält, nicht nur schlecht fürs Körpergewicht sind, sondern auch die Haut belasten können. Gerne bilden sich bei einer solchen Kost Pickel und fettige Stellen an Nase, Kinn und Stirn aus. Da kann von außen noch so viel gereinigt, desinfiziert und gepflegt werden, die Haut kann nicht schön werden, wenn sie nicht gut genährt wird.

Gut für die Haut ist das, was auch sonst für den Körper gesund ist: viel Gemüse und Obst, viel gesunde Flüssigkeit wie Wasser, Kräutertees und ungesüßte Natursäfte sowie wenig Kohlenhydrate (Nudeln, Reis, Brot) und nur in Maßen Fleisch. Wenn man sich an

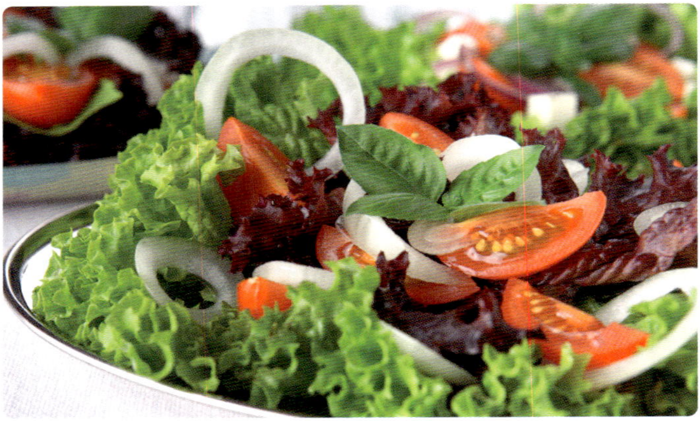

diese Grundregel hält, dann weiß man schon nach kurzer Zeit, dass wahre Schönheit von innen kommt. Dass diese dann, wenn sie von außen gepflegt und geschützt wird, noch besser aussieht, steht außer Zweifel.

Wie im Exkurs auf Seite 32ff. beschrieben, sorgt die Haut von innen für sich selbst. Sie ernährt sich über die Blutgefäße in der Lederhaut und sie produziert Fett aus ihren Talgdrüsen, das sie an die Oberfläche abgibt, damit sie schön weich und geschmeidig bleibt. Doch das reicht heutzutage oft nicht aus. Da kann mehr getan werden und damit kommt auch wieder das Coenzym Q10 ins Spiel. Coenzym Q10 kann der Haut sowohl von innen als auch von außen seine besonderen Dienste erweisen. Von innen über die Ernährung und zusätzlich in Form eines guten Nahrungsergänzungsmittels aufgenommen, kann Q10 die gute Energieversorgung der Hautzellen unterstützen. Die ständig stattfindende Schuppenbildung der Haut zeigt, dass sich die Haut permanent erneuern muss. Dafür braucht sie unter anderem Energie. Nur energiereiche Hautzellen sind wirklich gesund und können ein schönes Hautbild erzeugen. Gleichzeitig ist auch die stark antioxidative Wirkung des Coenzyms in der Haut von großer Wichtigkeit. Denn durch die vielen schädlichen Umwelteinflüsse heutzutage ist die Haut vielen Angriffen freier Radikale ausgesetzt. Sie braucht dringend zusätzlichen antioxidativen Schutz. Das bietet Q10 als Nahrungsergänzung von innen und auch als Zusatz von Pflegeprodukten von außen. Denn Coenzym Q10 kann als fettiges Molekül gut aus einer Creme durch die Haut aufgenommen werden. Das haben Wissenschaftler bestätigt. Und zwar gelangt das Q10 nicht nur in die Oberhaut, sondern es dringt sogar bis zur Lederhaut vor. So kann Q10 von zwei Seiten tief auf die Haut einwirken, sie schützen und ihr bei der Regeneration helfen.

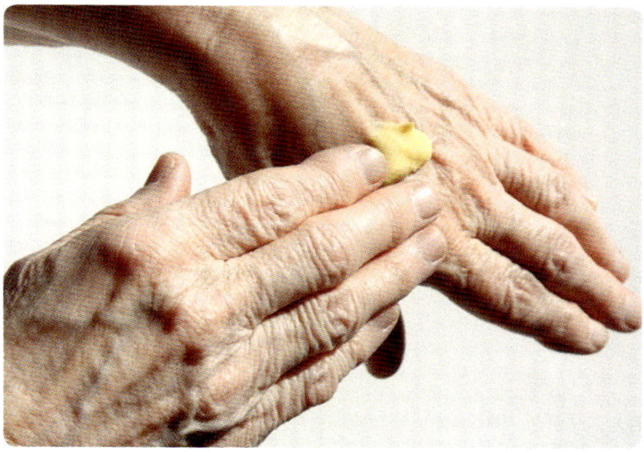

Coenzym Q10 schützt die Haut von innen und auch von außen.

Bemerkenswert ist, dass ältere Haut den „Energiestoff" Q10 sogar deutlich besser aufnimmt als junge. Und das ist noch nicht alles: Wissenschaftler konnten sogar nachweisen, dass Q10, das über die Haut aufgenommen wird, die Faltentiefe reduzieren kann! Kein Wunder also, dass Coenzym Q10 so häufig in Cremes, Lotionen und Intensiv-Kur-Ampullen eingesetzt wird.

Neben einer guten Ernährung ist also eine gute Pflege für die Haut empfehlenswert, das kann man nun also als wissenschaftlich bestätigt ansehen. Die tägliche Reinigung der Haut im Gesicht und am Körper morgens und abends mit anschließendem Eincremen sollte eine Selbstverständlichkeit für jeden sein. Auch Männerhaut profitiert davon! Ganz besonders natürlich, wenn die Extraportion Coenzym Q10 enthalten ist.

Man kann sich zum Beispiel daheim hin und wieder eine schöne abendliche „Haut-Oase" schaffen. Die beiden folgenden hautfreundlichen Rezepte laden dazu ein: Zuerst den Salat herstellen und gemütlich essen, danach Körper und Gesicht reinigen, die Natur-Maske auftragen und während der Einwirkzeit den Körper mit einer guten Q10-Lotion verwöhnen. Nach dem Abwaschen der Maske eine hochwertige Q10-haltige Creme für die intensive Pflege danach auftragen. Bei einem interessanten Buch oder schöner Musik gönnt man sich zum Ausklang Ruhe und trinkt dazu einen hautreinigenden Tee, der entschlackt oder den Stoffwechsel anregt.

Auch kranke Haut kann von Q10 profitieren

Neurodermitis und Schuppenflechte (Psoriasis) sind zwei inzwischen leider sehr weit verbreitete Hautkrankheiten, denen die Medizin nicht allzu viel entgegenzusetzen hat. Da man immer noch sehr wenig über die genaue Entstehung dieser Erkrankungen weiß, kann auch nur schlecht auf ihre Ursachen eingewirkt werden. Da Q10 als Energiemolekül die normale Regeneration von Zellen unterstützt, kann es natürlich auch die Wundheilung fördern. Ob dies der einzige Grund ist, warum Hautcremes mit Coenzym Q10 nach mehrmonatiger Anwendung bei diesen beiden hartnäckigen Hautleiden lindernd wirken können, ist unbekannt. Doch wen interessiert der Hintergrund, wenn Hilfe in Sicht scheint?

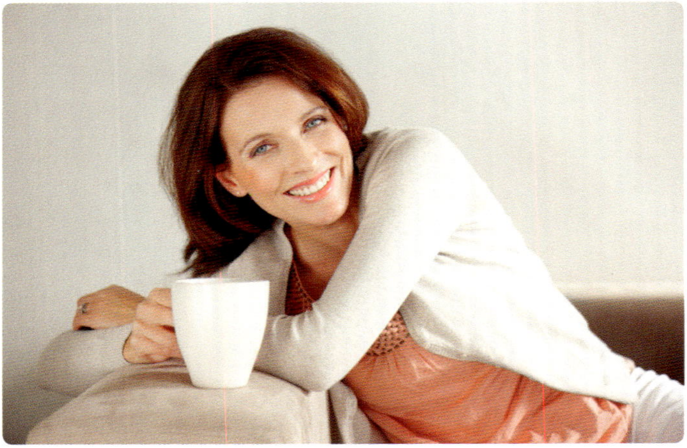

Weißkraut-Möhrensalat mit Weizenkeimen

(für 1 Person)

Zutaten
Walnussöl
1 Teelöffel milder Senf
1 Spritzer Zitronensaft
½ Lauchzwiebel
Salz, schwarzer Pfeffer
3 Esslöffel gehackte Walnüsse

¼ kleiner Weißkohlkopf
2 bis 3 junge Möhren
50 g Feldsalat oder ½ kleiner Kopf roten Radicchio (jahreszeitabhängig)
1 Handvoll Weizenkeime

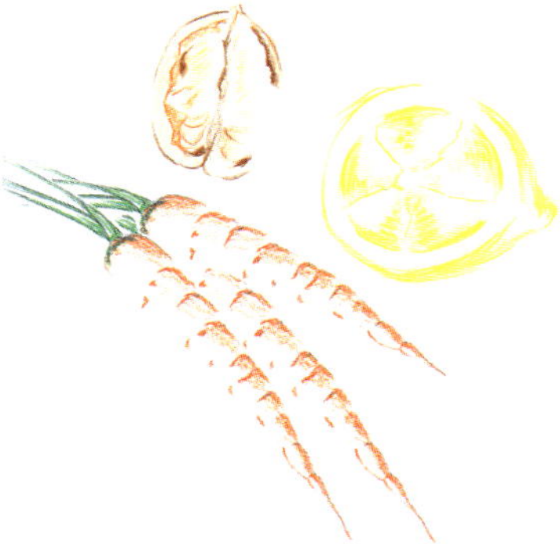

Zubereitung

1. *Zuerst für die Salatsoße das Walnussöl mit dem Senf, dem Zitronensaft und etwa 100 ml Wasser gut verrühren. Die Lauchzwiebel in feine Ringe schneiden, zusammen mit den Walnussstücken dazugeben und mit Salz und Pfeffer sehr würzig abschmecken.*
2. *Den Weißkohl vom Strunk befreien, die Blätter waschen und dann in sehr dünne Streifen schneiden. Die Möhren schälen und mit dem Möhrenschäler in sehr dünne Scheiben schneiden. Den Feldsalat oder den Radicchio waschen, der Feldsalat sollte kleingezupft, der Radicchio in schmale Streifen geschnitten werden. Alles zusammen mit den Weizenkeimen gut vermischen. Die Salatsoße darübergießen, nochmals mischen. Dazu schmeckt ein kräftiges Sauerteig-Vollkornbrot.*

Gesichtsmaske „Natur“

(für 1 Anwendung)

Zutaten
1 Esslöffel Nachtkerzenöl oder Mandelöl
1 Esslöffel Bio-Quark mit natürlichem Fettgehalt
½ Teelöffel Aloe-Vera-Saft oder -Gel bei vermehrten Hautunreinheiten zusätzlich
½ Teelöffel Eichenrinde-Abkochung

Zubereitung

1. *Alle Zutaten gut miteinander vermengen, bis ein einheitlicher Brei entsteht. Dann Gesicht, Hals und ggf. Dekollete mit Wasser und einem zum Hauttyp passenden Pflegemittel reinigen. Wer viel mit Hautunreinheiten und Mitessern zu tun hat, sollte vorab ein sanftes Peeling benutzen.*
2. *Dann die Lippen und die zarte Haut um die Augen mit ein wenig Nachtcreme einfetten, denn diese Stellen werden von der Maske ausgespart. Die restliche Haut mit der Maske dick bedecken. 15 bis 20 Minuten einwirken lassen, dann mit viel Wasser (ohne Reinigungsmittel) abwaschen.*

Für die Eichenrinde-Abkochung:

3. *1 bis 2 Teelöffel Eichenrinde in ¼ l kaltes Wasser geben. 5 Minuten kochen lassen, dann abseihen. Kann sofort verwendet werden. Die Reste der Abkochung können in einem sauberen Gefäß verschlossen im Kühlschrank aufbewahrt werden. Häufiges Betupfen von Unreinheiten mit dieser Abkochung kann der betroffenen Haut helfen.*

Das Gehirn – Hilfe für die „grauen Zellen“

4

„Guten Tag, Herr ..., Herr ... ...???“ Wie peinlich, schon wieder einen Namen vergessen! Und das ist doch meist nur die Spitze des Eisbergs. Vergessen wird auch der versprochene Telefonanruf, der Geburtstag, die wichtige Überweisung, der Einkaufszettel (Was stand da noch alles drauf? Und natürlich fehlt hinterher etwas) und noch manches mehr. Das war früher anders, denkt man sich da und schiebt dem fortscheitenden Alter die Vergesslichkeit in die Schuhe.

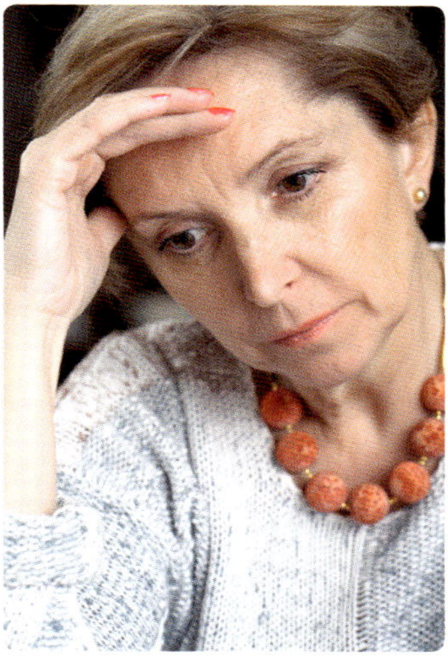

Und in gewissem Sinne stimmt es auch, das Gehirn eines älteren Menschen funktioniert nicht mehr so wie früher. Das gilt ganz besonders für jene, die gerade in den Wechseljahren stecken. Und damit sind beileibe nicht nur die Frauen gemeint! Auch Männer kommen „in die Jahre“ und ihr Gehirn verändert sich dadurch ebenso wie das von Frauen. Da gehören Umwandlungen und Belastungen dazu, die einen schon einmal kräftig „auf der Leitung stehen“ lassen können. Doch keinesfalls sollte man sich damit abfinden und sich in das vermeintlich unaufhaltsame Schicksal fügen, denn es ist nicht wahr, dass Vergesslichkeit im Alter immer mehr zunehmen muss.

Wissenschaftliche Untersuchungen bestätigen, dass Gehirne, die regelmäßig gefordert wurden und werden, deutlich länger gut funktionieren. Menschen, die viel lesen, schreiben oder rechnen, die sich viel unterhalten und immer wieder Neues lernen oder selber produzieren, sind vor den Auswirkungen des „Altersab- und -umbaus" im Gehirn besser geschützt. Wer also merkt, dass sein „Oberstübchen" ihn manchmal kräftig im Stich lässt, der sollte als erste Konsequenz unbedingt mehr mit ihm tun! Am besten versucht man dann, sich nicht mit immer mehr Merkzetteln zu „verzetteln", sondern wieder mit dem Kopf zu arbeiten. Telefonnummern, die so verführerisch einfach im Gerät gespeichert sind, sollten mal wieder auswendig gewählt werden, was erledigt werden muss, sollte nicht mehr auf der To-do-Liste stehen, sondern muss im Kopf bleiben, bis es wirklich erledigt ist. Wer mag und Zeit hat, kann es auch mit Knobeleien und Rätseln versuchen oder seine „grauen Zellen" durch Kopfrechnen wieder ein bisschen auf Vordermann bringen. Training ist für das Gehirn das A & O und Möglichkeiten gibt es viele.

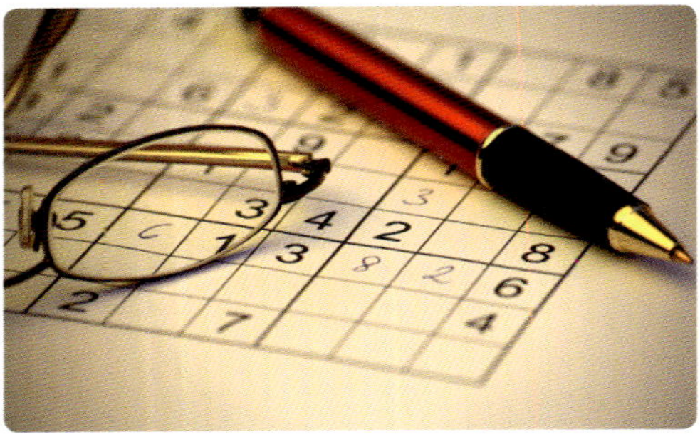

Knobeleien und Rätsel halten die „grauen Zellen" fit!

Doch natürlich gibt es noch andere Wege, um das Gehirn zu unterstützen. Auch hier ist die Ernährung wieder ganz vorn mit dabei. Denn das Gehirn ist ein sehr stark energieverbrauchendes Organ – obwohl es nur zwei Prozent unseres Körpergewichts ausmacht, verbraucht es bis zu 25 Prozent der benötigten Energie! Und nicht zuletzt deshalb ist es wichtig, dass auch dort genug Coenzym Q10 vorhanden ist, damit die Energieerzeugung aus der Nahrung überhaupt stattfinden kann (siehe Exkurs Seite 9f.). Genau da liegt ein Knackpunkt für ältere Menschen, denn der Coenzym-Q10-

Gehalt nimmt überall im Körper mit steigendem Lebensalter ab – auch im Gehirn. Es wird einfach nicht mehr so viel davon produziert wie in jüngeren Jahren. Über das Essen kann dieser Mangel nicht ausreichend ausgeglichen werden – und schon ist es da, das Energiedefizit im Kopf und mit ihm die Vergesslichkeit, das schlechte Erinnerungsvermögen und die schwache Lern- und Denkleistung.

In die gleiche Situation können aber auch schon jüngere Menschen kommen, dann nämlich, wenn sie viel Stress und psychischem Druck ausgesetzt sind. Coenzym Q10 kann dann auch bei ihnen im Mangel sein, da der Energieverlust über die große Daueranstrengung immens ist. Bei den verschiedenen, inzwischen leider sehr weit verbreiteten Müdigkeits- und Erschöpfungssyndromen sowie auch beim massiven Burn-out-Syndrom kann deshalb Coenzym Q10 ein guter Helfer sein.

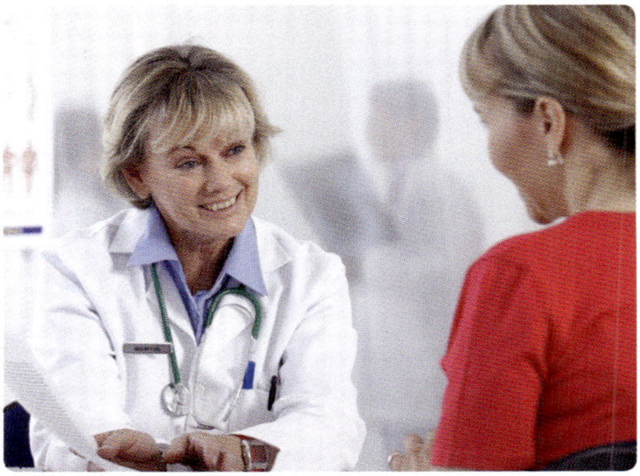

Wer unter massiver Erschöpfung leidet, sollte sich fachkundige Hilfe holen!

Je nach Schwere und Lebensbeeinträchtigung sind in solchen Situationen hohe Dosen Coenzym Q10 vonnöten. Je gravierender die Symptome, desto wichtiger ist allerdings, dass ein/e erfahrener/e Therapeut/in hinzugezogen wird. Nur Fachkundige können einschätzen, welche Maßnahmen angeraten sind und wie genau damit umzugehen ist. Niemand sollte massive Erschöpfungssymptome, insbesondere wenn sie plötzlich auftreten, ohne versierte Hilfe behandeln! Denn wenn solche Symptome tatsächlich die ersten Anzeichen ernsthafter Erkrankungen sind (zum Beispiel Parkinson, Demenz oder andere Nervenschäden), kann man mit Coenzym

Q10 zwar tatsächlich etwas bewirken, um die Fortentwicklung der Krankheiten zu bremsen, das ist wissenschaftlich bewiesen, jedoch benötigen die Patienten unbedingt weitergehende, professionelle Hilfe mit vielerlei anderen Maßnahmen mehr.

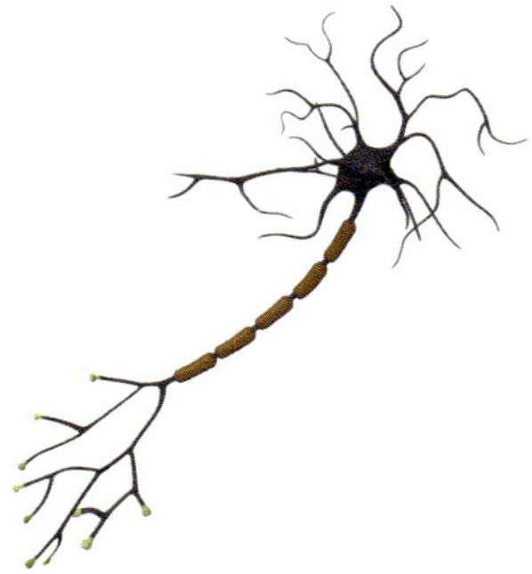

Hier ist eine Nervenzelle schematisch dargestellt. Die braunen Abschnitte zeigen die Membranumhüllungen der Gliazellen an. Tatsächlich ist dieser umhüllte Teil der Nervenzelle viel länger.

Und noch ein Aspekt ist sehr wichtig bei der Leistungsfähigkeit des Gehirns: Das Organ ist aus vielen Membranen aufgebaut, genau wie ein Großteil des Nervensystems des restlichen Körpers auch. Diese große Menge Membranen entsteht vor allem aus besonderen Begleitzellen im Nervensystem, den sogenannten Gliazellen. Diese verlängern ihre äußere Zellmembran immer mehr und wickeln sich eng um die eigentliche Nervenzelle herum auf, wie ein leerer, breiter Gartenschlauch, der auf einer Trommel aufgerollt ist. Diese Membranschicht ist in ihrer Wirkung mit der Isolationsschicht eines Stromkabels vergleichbar, so sorgt sie dafür, dass die Signale, die in den Nerven transportiert werden, schneller vorankommen. Und Membranen enthalten, wie ja schon berichtet wurde, viele Fettmoleküle und fettige Substanzen. Da kommt die Schutzleistung des fettigen Coezyms Q10, das sich ja auch noch in den Membranen gut bewegen kann, gerade recht. Und genauso ist es auch: Q10 schützt die Membranen in Gehirn und Nervensystem vor den Angriffen freier Radikale.

Denn das Gehirn ist leider ganz besonders anfällig für die Attacken der freien Radikale. In Fachkreisen wird diskutiert, dass die zerstörerischen Angriffe dieser Teilchen das Demenzrisiko deutlich steigern können. Eventuell ist sogar die Ursache für die Entstehung derartiger Erkrankungen in der Wirkung der freien Radikale zu sehen. Einige Forscher haben dafür erste Belege gefunden. Auch bei Migräne (siehe Kasten) wird eine Beteiligung der Radikale angenommen. Daher liegt es nahe anzunehmen, dass mit Coenzym Q10 hier vorgesorgt werden könnte. Das starke Antioxidans eignet sich hervorragend, um deren Zerstörungskraft einzudämmen und den möglichen Abbau von gesunden, funktionstüchtigen Nervenzellen verhindern zu helfen.

Eine andere wissenschaftliche Untersuchung mit Coenzyms Q10 scheint genau das zu bestätigen: Forscher haben Patienten mit Depressionen untersucht und herausgefunden, dass deren Q10-Blut-Werte deutlich niedriger sind als jene bei Gesunden. Wieso das so ist und welchen Zusammenhang es zwischen Q10 und Depressionen gibt, das ist noch nicht geklärt. Aber es ist gut zu wissen, dass auch die Psyche profitiert, wenn der Q10-Spiegel im Körper stimmt.

Wenn der Kopf fast platzt – Migräne

Menschen, die unter Migräne leiden, sind stark geplagt. In mehr oder weniger regelmäßigen Abständen (bei manchen können diese Abstände nur wenige Tage dauern) haben sie heftige Kopfschmerzattacken, die begleitet werden von Übelkeit, Sehstörungen, Geräusch- und Lichtempfindlichkeit oder auch Bewegungsstörungen. Selbst sehr starke Schmerzmittel helfen oft wenig oder gar nicht.
Die moderne Medizin kann meist nicht viel tun, nur in ganzheitlichen therapeutischen Ansätzen finden die Patienten manchmal Linderung. Ein Baustein in diesem Ansatz könnte Coenzym Q10 sein, denn es wurde nachgewiesen, dass Migränepatienten unter deutlich weniger Kopfschmerzattacken zu leiden hatten, wenn sie das Coenzym täglich hochdosiert zu sich nahmen.

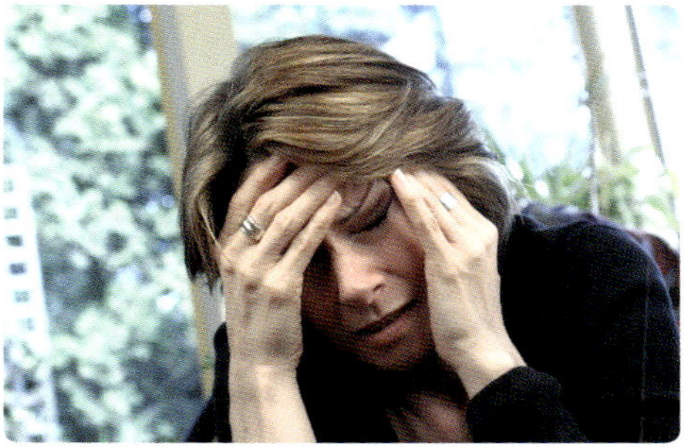

Bei einem deutlichen Defizit an Q10 sind die fehlenden Mengen des Coenzyms nicht über eine normale Ernährung zu bekommen. Da kann nur die Anwendung von Q10-haltigen Nahrungsergänzungsmitteln helfen, den Mangel zu beheben. Wer bei sich aufgrund von Müdigkeit, Herzproblemen oder Vergesslichkeit einen Q10-Mangel vermutet, sollte zu hochwertigen Produkten mit dem Coenzym greifen. Natürlich kann man zusätzlich versuchen, auch über die Ernährung seine Q10-Aufnahme zu verbessern. Die beiden nachfolgenden Rezeptideen können dabei behilflich sein.

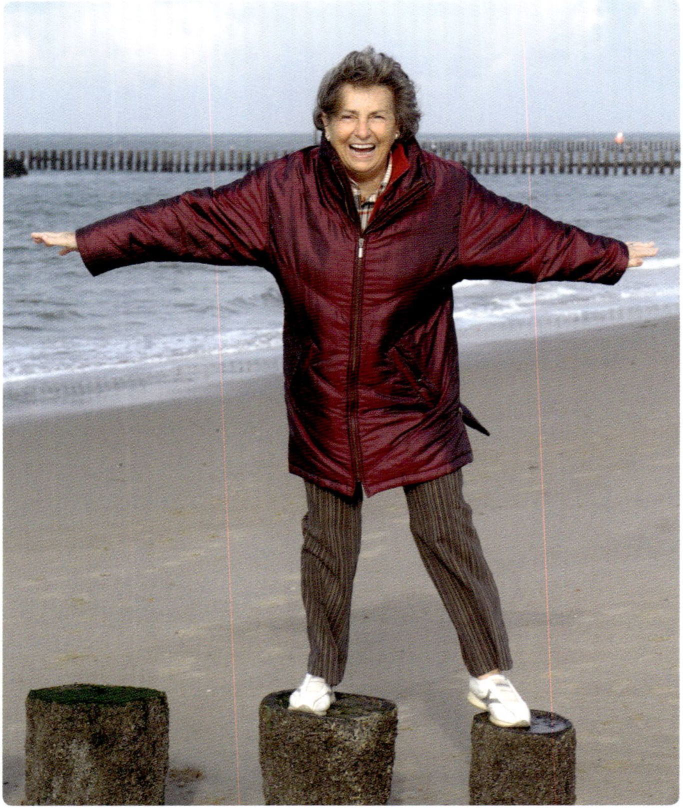

„Hirngesunde“ Rezepte

Makrele mit grünen Bohnen

(für 4 Personen)

Zutaten

- 1.200 g kleine Kartoffeln (Besonders gut schmecken natürlich neue Kartoffeln.)
- 4 x 100 g Makrelenfilet (frisch oder TK)
- Olivenöl zum Anbraten
- Salz, schwarzer Pfeffer
- ¼ l Weißwein

- 750 g grüne Bohnen
- Olivenöl
- 4 Knoblauchzehen
- Bohnenkraut (frisch oder gerebelt)
- Salz und Pfeffer

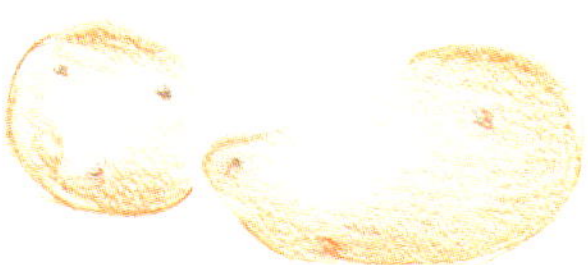

Zubereitung

1. *Die Kartoffeln waschen und kochen. Bohnen putzen und besonders lange Bohnen halbieren. Olivenöl in einer großen Pfanne erhitzen, die Bohnen einfüllen und unter häufigem Rühren braten, bis sie leicht angebräunt sind und etwas weich werden. Dann klein geschnittenes oder gerebeltes Bohnenkraut und gepresste Knoblauchzehen hinzugeben und bei mittlerer Hitze mit Deckel weiter dünsten lassen, bis die Bohnen gar sind. Währenddessen die Bohnen ab und zu wenden.*
2. *Olivenöl in einer zweiten Pfanne erhitzen, die Makrelenfilets mit Salz und vor allem Pfeffer würzen, hineingeben und von beiden Seiten anbraten. Die durchgebratenen Makrelen aus der Pfanne nehmen, die Pfanne mit Weißwein kurz ablöschen dabei gut rühren, damit sich das Öl und die Bratenreste lösen. Einmal kräftig aufwallen lassen. Dann die Filets zurück in den heißen Sud legen und kurz darin anwärmen, dann mit den Bohnen zusammen servieren.*
3. *Dazu frischen Salat (am besten mit Leinöl angemacht) reichen.*

Nussmus

(für 4 Personen)

Zutaten
100 g frische Butter
400 g Walnüsse oder/und Mandeln
4 gehäufte Esslöffel festen Kleehonig
2 gestrichene Esslöffel Backkakao
Schokostreusel
Schlagsahne

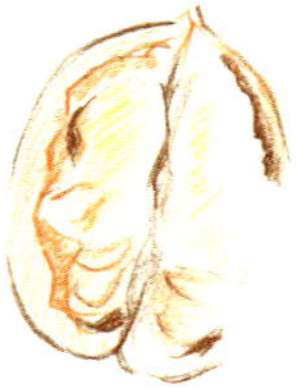

Zubereitung

1. *Die Nüsse sehr fein hacken oder mahlen. Mit dem Kakao gut vermischen. Butter und Honig bei milder Temperatur auf dem Herd weich werden lassen und gut vermischen. Dann löffelweise die Nuss-Kakao-Mischung einrühren. Immer gut rühren, bis alles eine gleichmäßige Masse ist. Abkühlen lassen.*
2. *Das Nussmus kann als Nachtisch serviert werden, dazu sollte es noch im warmen Zustand auf Portionsschälchen verteilt und erst dann in den Kühlschrank gestellt werden. Zum Servieren kann es mit kleinen Schokostreuseln und aufgeschlagener süßer Sahne garniert werden.*
3. *Ebenso schmeckt das Nussmus auch köstlich als Brotaufstrich.*

Was Coenzym Q10 sonst noch alles kann

5

Herz, Haut und Gehirn, das sind natürlich nicht die einzigen Organe, die von Coenzym Q10 profitieren. Der ganze Körper braucht diesen Vitalstoff. Und neben den genannten drei Organen sind auch alle anderen darauf angewiesen. Die Leber ist ein Organ, das bei einer schlechten Coenzym-Q10-Versorgung recht bald seinen Aufgaben nicht mehr voll und ganz nachkommen kann. Und das ist besonders fatal: Die Leber ist das Entgiftungsorgan Nummer 1 im Körper und von ihrer guten Arbeit hängt vieles ab: Giftige Stoffe im Blut muss sie aufspüren und unschädlich machen, manche muss sie dafür umbauen, andere einpacken und verstauen. Dabei ist Coenzym Q10 als Energieträger und Radikalefänger von herausragender Bedeutung. Leberkranke haben häufig einen eklatanten Q10-Mangel. Wer seine Leber unterstützen will, der ist also gut beraten, sich diesen Stoff in ausreichender Menge zuzuführen.

Auch das Immunsystem wird von Coenzym Q10 unterstützt. Der tagtägliche Kampf gegen Bakterien und Viren braucht Energie und benutzt freie Radikale, die danach auch wieder unschädlich gemacht werden müssen, damit sie nicht den eigenen Zellen schaden. Hier kann Coenzym Q10 tatkräftig einsteigen und die Aktivität bestimmter Immunzellen erhöhen. Aufgrund der Tatsache, dass Coenzym Q10 so ein starkes Antioxidans ist, wird auch diskutiert, ob es dabei helfen kann, die Tumorentstehung zu verhindern. Gerade weil Q10 auch das Immunsystem stärkt, liegt diese Schlussfolgerung auf der Hand. Ein klarer, wissenschaftlicher Nachweis dafür steht allerdings noch aus. Was jedoch belegt scheint, ist die Abmilderung der Nebenwirkungen einer Tumorbehandlung (Chemotherapie) – insbesondere am Herzen.

Eine weitere für viele Menschen wichtige Entdeckung ist die Unterstützung von Coenzym Q10 bei der Gesunderhaltung des Zahnfleisches. Parodontose (korrekt handelt es sich meist um Parodontitis, die von Zahnfleischbluten und -entzündungen begleitet ist), bei der sich auf lange Sicht das Zahnfleisch immer mehr zurückzieht, macht langwierige und manchmal recht schmerzhafte Therapien notwendig. Außerdem ist die Wiedererkrankungsquote bei den erfolgreich Behandelten leider recht groß. Hier lohnt es sich, über eine Unterstützung durch ein Q10-Nahrungsergänzungsmittel nachzudenken, das langfristig zur Gesunderhaltung des Zahnfleisches beitragen kann.

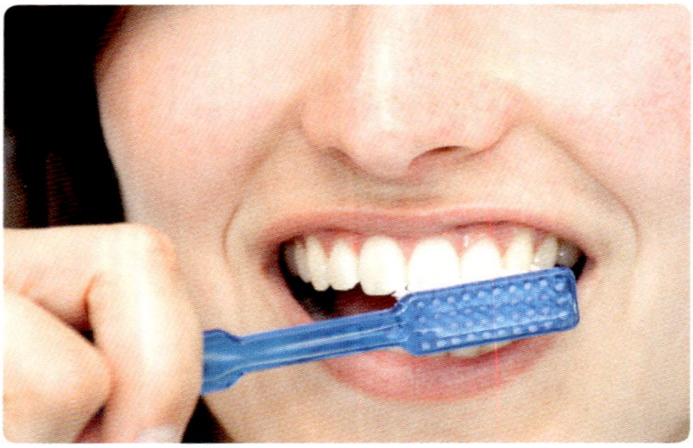

Eine weitere Patientengruppe gibt es noch, die besonders von Coenzym-Q10-Gaben profitieren kann: die Diabetiker (Zuckerkranken). Sie gehören zu den Personen, bei denen von Forschergruppen deutlich erniedrigte Q10-Gehalte im Blut nachgewiesen wurden. Letztendlich zeigt dies den erhöhten Coenzym-Bedarf dieser Patienten. Untersuchungen haben weiterhin ergeben, dass der Vitalstoff die Wirkung von Insulin unterstützt und damit helfen kann, die Blutzuckerkontrolle zu erleichtern.

Schon in dem Kapitel über die Haut wurde es erwähnt: Coenzym Q10 fördert die Wundheilung. Das kommt daher, dass gut mit Q10 versorgte Zellen fitter sind und sich einfach besser regenerieren können. Diese Eigenschaft des Vitalstoffes sollte man sich für Ausnahmesituationen gut merken: So kann Q10 bei Verletzungen oder vor und nach Operationen die Heilung und die Rekonvaleszenz fördern.

Eine weitere Q10-Wirkung, die viele Menschen freuen wird, soll hier keinesfalls unerwähnt bleiben. Sie betrifft den häufig sinnlos geführten Kampf gegen überschüssige Kilo. Wissenschaftler zeigten, dass die Q10-Versorgung bei Übergewichtigen meist im Mangel ist. Bei einer Gruppe von abnehmwilligen Übergewichtigen wurde sogar festgestellt, dass jene, die während ihrer kalorienreduzierten Diät das Coenzym zusätzlich nahmen, deutlich mehr Gewicht verloren als die Vergleichspersonen ohne zusätzliches Q10 in ihrer Diät. Wer also abnehmen will, der sollte für ein tägliches Q10-Plus sorgen, um bestmögliche Erfolge zu erzielen.

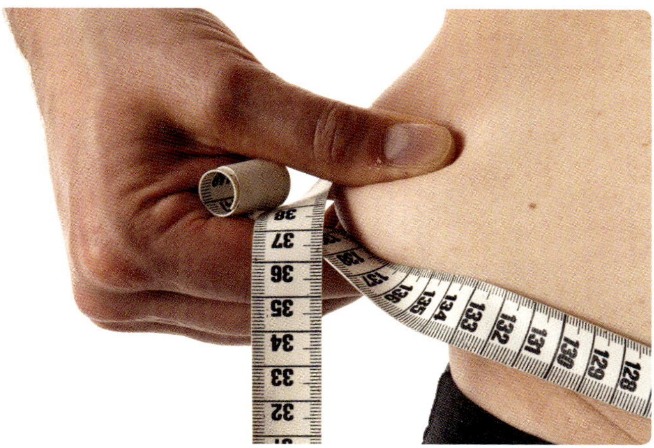

6

Q10 – seine Anwendung und seine perfekten Partner für mehr Vitalität und Schutz

Wer sich entscheidet, mit zusätzlichem Coenzym Q10 seine tägliche Ernährung aufzubessern, der möchte natürlich genau wissen, wie er es am besten zu sich nimmt und vor allem wie viel davon. Leider kennt niemand den tatsächlichen Bedarf eines Menschen an Coenzym Q10, denn man weiß nicht, wie viel dieses Stoffes die Eigensynthese liefert. Und es ist sehr wahrscheinlich, dass der Bedarf individuell verschieden ist und je nach Energiebedarf und Radikalbelastung schwankt.

Was man aber in etwa kennt, ist die Q10-Menge, die täglich mit der Ernährung aufgenommen wird: Fachleute schätzen den Gehalt in der Nahrung etwa auf drei bis zehn Milligramm pro Tag. Doch wie viel von diesem Q10 tatsächlich im Körper ankommt, das ist wiederum unbekannt. Dabei ist es sicher, dass Q10, das mit einer (fetthaltigen) Mahlzeit eingenommen wird – egal, ob es nun in der Nahrung steckt oder als Nahrungsergänzungsprodukt dazu genommen wird –, am besten vom Darm resorbiert (von den Darmzellen aufgenommen) wird. Das liegt daran, dass Coenzym Q10 (siehe Seite 13f.) selbst ein fettiges Molekül ist. Wird es auf nüchternen Magen mit einer wässrigen Flüssigkeit ohne zusätzliches Essen eingenommen, so kann es sich nicht mit anderem Fett vermischen, gelangt nicht in den normalen Ablauf der Fettverdauung und wird so im Darm weniger gut resorbiert.

Therapeutische Dosen von Coenzym Q10, die zum Beispiel in wissenschaftlichen Studien verabreicht werden, um die Wirksamkeit von Q10 bei bestimmten Krankheiten zu untersuchen, liegen natürlich deutlich über den Mengen, die in der Nahrung stecken. Da sind Werte von mehreren Hundert Milligramm keine Ausnahme, im Falle von einer Parkinson-Erkrankung wurden sogar über Tausend Milligramm eingesetzt. Um jedoch einen niedrigen Coenzym-Q10-Gehalt im fortschreitenden Alter oder in Stresszeiten bei ansonsten guter Gesundheit auszugleichen und einem Mangel – und damit seinen Folgen – wirkungsvoll vorzubeugen, sind geringere Mengen ausreichend. Die normale Dosierung von Nahrungsergänzungen liegt daher meist bei 30 mg Coenzym Q10, für Menschen mit einem erhöhten Bedarf gibt es auch Kapseln mit 100 mg.

Gut zu wissen ist, dass eine Überdosierung mit Coenzym Q10 so gut wie unmöglich ist. Selbst die oben genannten extrem hohen Dosen von deutlich mehr als einem Gramm pro Tag wurden in Studien von den Probanden gut vertragen. Frühere Bedenken in dieser Hinsicht sind inzwischen wissenschaftlich widerlegt.

Weitere Vitalstoffe

Wenn Sie mehr über die unten beschriebenen Vitalstoffe wissen wollen, dann schauen Sie doch in der Buchreihe nach, in der auch dieses Büchlein erschienen ist. Viele interessante Themen werden in dieser kleinen Gesundheitsreihe vorgestellt – informativ und verständlich. Vielleicht ist ja Ihr Thema auch dabei.

Eines sollte man jedoch nicht vergessen: Coenzym Q10 ist zwar ein wahrer „Tausendsassa“ für die Energie und den Schutz vor freien Radikalen. Jedoch auch eine solch wichtige Substanz ist im Körper immer „nur“ ein Bestandteil in einem großen Netzwerk von Stoffen und Stoffwechselwegen. Und da ist es wie bei einem Fahrradausflug: Einer allein kann zwar gut und kräftig radeln, aber die gesamte Ausflugsgruppe kommt nur so schnell vorwärts wie ihr schwächster Fahrer.

Wichtige „Teampartner“ von Coenzym Q10 im Stoffwechsel sind zum Beispiel die folgenden Vitalstoffe, die bei einer Nahrungsergänzung durch Q10 auch im Blick behalten werden sollten und bei Bedarf am besten direkt mit eingenommen werden:

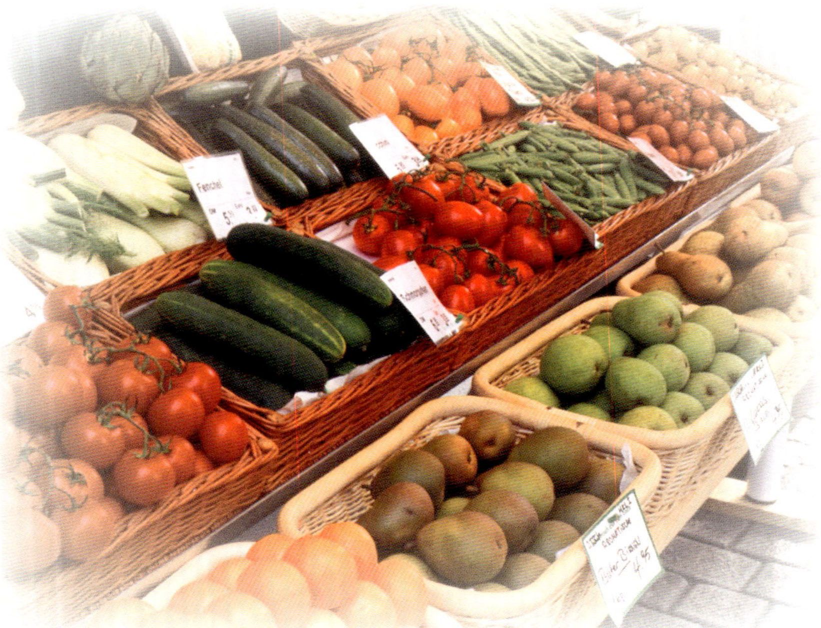

Der Vitalstoff und seine Wirkungen

B-Vitamine

Als B-Vitamine werden die Vitamine B_1 (Thiamin), B_2 (Riboflavin), B_3 (Niacin oder Nicotinamid), B_6 (Pyridoxin) und B_{12} (Cobalamin) sowie Folsäure, Biotin und Pantothensäure bezeichnet. Im Volksmund werden diese B-Vitamine nicht selten auch Nervenvitamine genannt, denn dort haben sie ein wichtiges Einsatzgebiet und unterstützen Gehirn und Nerven. Natürlich sind sie daher in ganz besonderer Weise eine gelungene Ergänzung zum Coenzym Q10. Denn die vielen Membranen, aus denen Nerven aufgebaut sind, benötigen neben den B-Vitaminen für ihre Arbeit auch das Q10 als effektiven Schutzstoff vor freien Radikalen und als Energietransporter, ohne den nichts läuft.

Mit Blick auf das Herz und die Blutgefäße sind die Vitamine B_6, B_{12} und Folsäure ganz besonders wichtig: Sie können ein natürliches, aber schädliches Stoffwechselprodukt im menschlichen Körper abbauen, das im Blut vorkommt und die Blutgefäße von innen angreifen kann: das Homocystein. Da durch die Homocystein-Schäden die fatale Arteriosklerose-Kaskade angeworfen werden kann, sind die drei B-Vitamine ein willkommener Schutz vor der gefürchteten Verkalkung mit ihren schlimmen Folgen Herzinfarkt und Schlaganfall.

Vitamin C

Vitamin C (Ascorbinsäure) ist ein idealer Partner des Coenzyms Q10, denn es ist ebenfalls ein sehr wichtiges Antioxidans. Allerdings ist Vitamin C wasserlöslich, sodass es das Coenzym Q10, das ja in fettiger Umgebung agiert, wunderbar ergänzt. An dessen antioxidative Kraft kommt es dabei jedoch nicht heran, wirkt doch Q10 deutlich stärker gegen Radikale. Als Ausgleich gibt es Vitamin C in viel höheren Mengen in der Nahrung und es liegt auch in höherer Konzentration in den Zellen vor. Besonders wichtig ist Vitamin C für das Immunsystem, das weiß inzwischen jedes

Kind. Weniger bekannt ist, dass die Ascorbinsäure auch die Eisenaufnahme im Darm fördert und so für die Blutbildung wesentliche Dienste leistet. Auch die Haut profitiert in besonderem Maße von diesem wichtigen Vitalstoff, denn Vitamin C fördert das Kollagen und festigt so das Bindegewebe. Gleichzeitig hilft es dort gegen die aggressiven freien Radikale vorzugehen und die Haut zu schützen. Das gleiche tut Vitamin C auch sehr effektiv für die Augenlinse. Sie ist der Ort der höchsten Vitamin C-Konzentration im Körper überhaupt. Auch nicht sehr bekannt ist die Wirkung des Vitamin C bei Herz-Kreislauf-Erkrankungen, was es an dieser Stelle wiederum zum idealen Partner des Q10 macht.

Vitamin D

Vitamin D ist wichtig im Körper für eine gute Calciumaufnahme sowie den Einbau dieses Minerals in Zähne und Knochen. Daher wird dieses Vitamin auch mit Calcium in einem Atemzug bei der Unterstützung der Knochengesundheit genannt (Rachitisvorbeugung bei Säuglingen, Osteoporosevorbeugung bei älteren Menschen). Auch das Immunsystem, die Nerven, die Muskeln, die Psyche und das Herz brauchen diesen essenziellen Vitalstoff. Daher kann auch das Vitamin D eine sehr gute Ergänzung zum Coenzym Q10 sein, wenn man seine Gesundheit auf mehreren Ebenen unterstützen will.

Vitamin E

Auch Vitamin E ist ein perfekter Partner des Coenzyms Q10, denn es wirkt mit ihm zusammen schützend gegen freie Radikale für alles, was in den Körperzellen fettig ist, ganz besonders die Membranen. Dabei lässt sich Vitamin E immer wieder durch das Coenzym Q10 „regenerieren“, wenn es durch seinen Einsatz unwirksam gegen die zerstörerischen Radikale geworden ist. Daher profitieren Blut, Herz und Gefäße ebenso von Vitamin E wie die Haut, das Gehirn und die Nerven. Auch die Fruchtbarkeit und die Muskeln brauchen Vitamin E.

Bei Vitamin-E-Produkten lohnt es sich, genau hinzuschauen. Sie sollten immer natürliches oder naturidentisches Vitamin E enthalten, denn der Körper nimmt natürliches Vitamin E deutlich besser auf als synthetisches.

Magnesium

Magnesium ist wichtig für einen gesunden Herzrhythmus, kann einen hohen Blutdruck normalisieren helfen, ist unerlässlich für den Bewegungsapparat mit Knochen, Muskeln, Gelenken und auch für das Bindegewebe. Das Immunsystem profitiert ebenso von diesem Mineralstoff und auch die reguläre Nervenfunktion hängt von einer ausreichenden Versorgung ab. Daneben sind die Leber mit ihrem Stoffwechsel und die Proteinbildung in jeder Zelle davon abhängig, genau wie der Energiestoffwechsel der Zellen – in vielerlei Hinsicht ist Magnesium also ein guter Partner für Coenzym Q10!

OPC

OPC, die oligomeren Procyanidine, sind ebenso wie das Coenzym Q10 sehr effektive Antioxidantien. Beim Schutz vor freien Radikalen sind sie 15-fach wirkungsvoller als Vitamin C! Das Altern und viele Krankheiten haben, wie auf den vorangegangenen Seiten ausführlich beschrieben, mit den freien Radikalen zu tun. Coenzym Q10 wirkt jedoch ausschließlich in fettigen Bereichen gegen diese Gefahr, daher können die wasserlöslichen OPC diese antioxidative Wirkung effektiv ausdehnen und sinnvoll ergänzen.

Selen

Das Spurenelement Selen, das der Mensch nur in sehr geringen Mengen aufnehmen muss, ist ein wichtiges Teilchen für den körpereigenen Schutz vor Radikalen. Es wirkt als Antioxidans vor allem in den roten Blutkörperchen, zusammen mit Vitamin E leistet es auch Beistand bei der Radikalabwehr in den Membranen. Außerdem profitiert das Immunsystem von Selen, und die Bildung der aktiven Schilddrüsenhormone ist von diesem Spurenelement abhängig.

Glossar

Antikoagulantien – Medikamente, die die Blutgerinnung hemmen, sind zum Beispiel bei Herzklappen- oder Arteriosklerose-Patienten wichtig (siehe Seite 21).

Antioxidans/Antioxidantien – Substanzen, die vor dem Angriff von freien Radikalen schützen können. Viele Vitamine gehören dazu und auch Coenzym Q10.

Arteriosklerose – auch Verkalkung genannt, bezeichnet eine krankhafte Verengung der Blutgefäße durch ungesunde Fette und andere Stoffe, die innen an die Gefäßwände angelagert werden, dort oft ausgelöst durch Reparaturvorgänge an kleinen Schäden oder Rissen.

Cholesterin – fettartiger Stoff, kommt nur in tierischen Organismen vor, Ausgangsstoff für Gallensäuren, Hormone und andere lebenswichtige Substanzen, kann im Übermaß das Risiko für Arteriosklerose (Blutgefäßverkalkung) steigen lassen.

Coenzym – Helfershelfer für Enzyme, ohne sie können Enzyme nicht arbeiten.

Enzyme – lebenswichtige Werkzeuge im Stoffwechsel, sie haben wichtige Funktionen bei der Nahrungsverarbeitung, bei der Energieerzeugung, bei dem Aufbau von Zellen und Geweben und bei vielem anderen mehr.

Konzentration einer Substanz – bezeichnet die Menge einer Substanz in einem definierten Volumen/Menge (Bsp. g/l oder Vol%).

Membranen – dünne, fetthaltige Zellstrukturen, die die Zelle nach außen, aber auch die einzelnen Zellbestandteile innen abgrenzen. Membranen haben große Bedeutung für die Gesundheit.

Mitochondrien - klitzekleine Zellbestandteile, die für die Energieerzeugung in den Zellen zuständig sind, die „Kraftwerke" der Zellen.

Molekül - ein aus zwei oder mehr Atomen aufgebautes Teilchen, die kleinste Einheit einer Substanz.

Plaques - bei der Arteriosklerose entstehende Pfropfen innen an den Blutgefäßwänden.

Radikale, freie - klitzekleine Teilchen (Moleküle), die andere Moleküle oder Strukturen angreifen und zerstören können, entstehen im und auch außerhalb des Körpers, lassen in den angegriffenen Strukturen wiederum Radikale entstehen (Ausnahme: Antioxidantien).

Statine - Medikamente zum Absenken des Cholesterinspiegels, greifen auch in den Syntheseweg des körpereigenen Coenzyms Q10 ein und senken dessen Konzentration im Körper (siehe Seite 23f.).

Vitaminoid - vitaminähnliche Substanz, die zwar vom Körper hergestellt werden kann, also nicht essenziell ist, die jedoch in höherer als im Körper natürlich vorliegender Konzentration von Nutzen sein kann.

Bildverzeichnis: fotolia - Gernot Krautberger (S. 7), mentalrai (S. 9), Kimberly Reinick (S. 12), Dušan Zidar (s. 14), Claus Mikosch (S. 16), falkjohann (S. 17), Blend Images (S. 18), Sebastian Kaulitzki (S. 19), tarei (S. 20), somenski (S. 20), Vitalij Goss (S. 23), robynmac (S. 28), tbel (S. 31), Bilderbox (S. 32), Franz Metelec (S. 34), mapoli-photo (S. 36), Fatman 73 (S. 38), Liudmila Travina (S. 39), Yura Arcurs (S. 40), absolut (S. 43), Martina Berg (S.44), carlosseller (S. 45); 3drenderings (S. 46) fred goldstein (S. 47), Alterfalter (S. 48), Murat Subatli (S. 52), runzelkorn (S. 53); MEV - (U1 - S.1, S. 64 - U3); Wilfried Klei (Illustration S. 33 und Rezeptseiten); Carine Wiebe (Illustration S. 26); Lucas Cranach, Jungbrunnen (S. 13, Quelle: http://www.zeno.org-Zenodet Verlagsgesellschaft mbH); Wikipedia (S. 10, 22)

Sachverzeichnis

Literaturverzeichnis

Burgersteins Handbuch Nährstoffe, Haug Verlag, 2007
Bässler, K.-H.; Golly, I.; Loew, D.; Pietrzik, K.: „Vitamin-Lexikon für Ärzte, Apotheker und Ernährungswissenschaftler", Urban & Fischer, 2002
Blitznakov, Emile G.; Hunt, Gerald L.: „Die Entdeckung: Energie-Vitamin Q10" Lebensbaum Verlag 2003
Coenzym Q10 stört orale Antikoagulation, arznei-telegramm (12), 1994
Gökbel , H et. al.: „The effects of coenzyme Q10 supplementation on performance during repeated bouts of supramaximal exercise in sedentary men. ", Journal of strenth an conditioning research, (24) 2010
Hahn, Andreas: „Nahrungsergänzungsmittel und ergänzend bilanzierte Diäten", Wissenschaftliche Verlagsgesellschaft, 2006
Hoppe, U. et. al.: „Coenzyme Q10 - a cutaneous antioxidant and energizer", Kosmetische Medizin (20), 1999
Kuklinski, Bodo: „Das HWS-Trauma", Aurum Verlag, 2006
Kuklinski, Bodo; van Luteren, Ina: „Neue Chancen", Lebensbaum Verlag, 2003
Kumar A. et.al.: „Role of coenzyme Q10 (CoQ10) in cardiac disease, hypertension and Meniere-like syndrome ", Pharmacology & therapeutics (124/3), 2009
Landesuntersuchungsanstalt für das Gesundheits- und Veterinärwesen in Sachsen: „Wirkstoff Coenzym Q10 in kosmetischen Mitteln", LUA-Mitteilungen (1), 2006
Maes M. et. al.: „Lower plasma Coenzyme Q10 in depression", Neuro endocrinology letters (30), 2009
Maes M. et. al.: „Coenzyme Q10 deficiency in myalgic encephalomyelitis / chronic fatigue syndrome (ME/CFS) is related to fatigue, autonomic and neurocognitive symptoms and is another risk factor explaining the early mortality in ME/CFS due to cardiovascular disorder", Neuroendocrinology letters (30/4), 2009
Mancuso M. et. al.: „ Coenzyme Q10 in neuromuscular and neurodegenerative disorders", Current drug targets (11/1), 2010
Muta-Takada K. et. al.: „Coenzyme Q10 protects against oxidative stress-induced cell death and enhances the synthesis of basement membrane components in dermal and epidermal cells", BioFactors (35/5), 2009
Schmiedel, Volker: „Ubichinon Q10 - Wundermittel oder unnötige Nahrungsergänzung?", Naturheilkundlicher Newsletter der Habichtswaldklinik Kassel (12), 2005
Schmitt, Gerhard; Schmitt, Beate: „Zellenergie ist Lebensenergie", Lebensbaum Verlag 2009
Spindler et. al.: „Coenzyme Q10 effects in neurodegenerative disease", Neuropsychiatric disease and treatment (5), 2009
Vinson, J.; Anamandla, S.: „Comparative topical absorption and antioxidant effectiveness of two forms of coenzyme Q10 after a single dose and after long-term supplementation in the skin of young and middle-aged subjects", IFSCC Magazine (8), 2005

■ „Coenzym Q10 ist in der Lage, den **Gewichtsverlust** während einer energiereduzierten Diät zu fördern.“

Burgersteins Handbuch Nährstoffe

■ „Aber ähnlich wie bei allen anderen **lebenswichtigen Nährstoffen** liegt bei den heutigen Ernährungsgewohnheiten oft eine Unterversorgung dieses lebenswichtigen Antioxidans Coenzym Q10 vor.“

Dr. med. Arnulf Fahl, Autor des Buches „Vitalstoffe schenkten mir mein zweites Leben“

■ „Wissenschaftler und Forscher sind mittlerweile überzeugt, dass Q10 vor vielen gesundheitsschädigenden **Alterserscheinungen schützen kann.**“

Dr. K. Folkers, Q10-Forscher